巽宇宙
Tatsumi Uchu
監修｜堀有伸
Hori Arinobu

元東大生格闘家、双極性障害になる

日本評論社

はじめに

双極性障害という病気をご存知だろうか。

一般的には「躁うつ病」と呼ばれることもある病気で、「躁」と「うつ」との二つの状態が一人のなかで生じるため、「双極性」と呼ばれる。実は決して珍しくない病気だ。日本人口の〇・四〜〇・七パーセント、一〇〇万人弱も患者がいる。マライア・キャリー[*1]、泰葉[*2]などの著名人が病名を告白することもあり、どこかで聞いたことがある人もいるだろう。一〇〇万人弱も患者がいるのだ。患者になる人はもちろん、家族として、友人として、職場の同僚としてなど、それぞれ立場は異なるものの、双極性障害とまったく無関係に人生を送る人はめったにいないと思われる。それくらいありふれた病気といっても過言ではない。

この疾病にかかった人は自死する確率が六〜七パーセントだ。一般の人に比べて二〇〜三〇倍も高い数字である。双極性障害を広く知ることは、現代に生きる私たちすべてにとって重要なことなのだ。

しかし、患者が約七五〇万人（日本人口の約六％）いる、「うつ」の状態のみ生じるうつ病と比べると、一般における理解は充分とはいえない。とくに「躁」の状態がどういうものなのかを正確に知っている人は少ない。このため、うつ状態で病院を受診したときに、「躁」の存在を医療者が知ることができず、うつ病と診断され、適切な治療を受けられなくなってしまうことも少なくない。

うつ病と双極性障害では、処方される薬の種類が異なることを含め、治療の目的がまったく異なっているからだ。

「うつ病で入院した人の一〇～二〇パーセントが、後に双極性障害に変わります。双極性障害と診断された方の半分以上は、最初にうつ状態から始まり、うつ病と診断された経験があります」（加藤忠史『双極性障害（第二版）』（ちくま新書）一九〇頁）

私は双極性障害の患者だ。

神奈川県の進学校から東京大学に入学し、総合格闘技「修斗」の選手としてメディアの注目を集めるといった、一見華やかな人生を歩んできた。しかし、双極性障害が私の人生に影を落とした。何度か本気で死のうと思ったこともある。躁状態のときのトラブルも含めさまざまな経験をした。初期の四年間はうつ病と診断されたため、適切な医療を受けることができなかった。なんとか周囲の人々に支えられ、ここまでやってこれた。

もし私が双極性障害のことをもっと知っていたら、別の生き方もあったかもしれない。しかし、私には双極性障害のことを知る機会がなかった。心の病といえばうつ病ばかりが取り上げられ、躁状態を経験された方々の体験談の書籍はあまり多くないからだ。

だから私は本を書いた。患者として、家族として、友人として、同僚として、双極性障害に関わる可能性のあるあらゆる人に、双極性障害の正しい知識を広く知ってもらいたいからだ。

本書の構成は以下の通りだ。

まず第1章に双極性障害とは、として定義・診断基準などを分かりやすく説明する。

第2章が、私の体験だ。躁状態がどういうものか、私的な体験を赤裸々に書いた。ここにもっともボリュームを割いている。これは双極性障害当事者ではないと書けないパートだからだ。私が「修斗」の選手だった時代を知っているオールド格闘ファンにとっては、当時の修斗の裏話を知ることもできるという意味でも読む価値があるかもしれない。「克服に向かって（七一頁）」の節ではすべてのエピソードを振り返り、私にはどのような症状が当てはまりやすいのかを分析している。

続いて第3章正しい知識（これも私の語りを入れている）、第4章まとめ、で本書の目的を再度確認し、最後の章は、堀精神科医との対談である。また付録2では、他の書籍ではあまり見られない、福祉制度をまとめ、紹介した。ぜひ有効に活用してほしい。

著者にとって初めての本なので、読みにくいところも多々あると思うが、ご容赦いただけるとありがたい。本書が双極性障害の正しい知識を得るきっかけとなり、双極性障害とうつ病の誤認を少しでも減らせたら、こんなに喜ばしいことはない。

＊1　マライア・キャリー：一九七〇年三月二七日、アメリカ合衆国生まれ。シンガーソングライター、音楽プロデューサー、女優。二〇一八年長年にわたり、双極性Ⅱ型障害を患ってきたことを米『ピープル』誌のインタビューで初めて明かした。二〇〇一年に身体的疲労および神経衰弱で緊急入院し、注目を集めたマライアだが、インタビューで当時を振り返り、「信じたくなかった。最近まで否定し続けていたし、誰かに暴かれるかもしれないという恐れがつねにあり、孤独だった。心理的負担があまりに重く、これ以上、隠し続けるのは無理だった」と告白した。

＊2　泰葉：一九六一年一月一七日、日本生まれ。シンガーソングライター、タレント、プロデューサー。二〇二一年一月四日、自身のブログを更新。双極性障害であることを公表した。「先月、知人の勧めで約3年ぶりに心療内科を受診し、前回は『ＰＴＳＤによる鬱状態』と診断されていたが『今回告げられた病名は「双極性障害」でした』と告白した。双極性障害は、うつ状態とそう状態を繰り返す気分障害の一つ。『本当に恐ろしい病気で、

自分を過大評価し暴言を吐いて家族を失いました。財産、家、車も無くしました』と病の恐ろしさを伝え、『愛すべき家族に私は非道な振る舞いをし会えなくなりました。大切な家族にした事は、病気とはいえ、許されない事でした。懺悔の毎日を過ごしています』と後悔をつづった」(『サンスポ』https://www.sanspo.com/article/20210104-7PDPSQTVABPZXHIPVZXYPFYBWQ/)

第1章
双極性障害とは?

双極性障害という病

「双極性障害は、《躁》と《うつ》という二つの「極」に振られる病気であるため、「双極性」と呼ばれています」「双極性障害と（中略）うつ病は異なる病気です。双極性障害では、《躁》と《うつ》のエピソードの間は原則的にはまったく無症状になりますが、エピソードを繰り返すところに特徴があり、予防的な治療をしなければ再発を繰り返すのが一般的です」（水島広子『対人関係療法でなおす双極性障害』（創元社）一七 - 一八頁）

ここに引用したように、双極性障害とは、躁・うつを繰り返し、あいだに無症状のある状態が基本だが、厳密にはそれだけではない。躁の波の次にまた躁の波が、うつの波の次にまたうつの波が来ることもある。私の場合、（特に二度目の入院時は）躁の波が短時間で何度も現れ、また、うつの波が長時間続いた。

双極性障害はもともと「躁うつ病」という病名で、躁うつ病の方が一般の方には分かってもらいやすいと感じている。一般に躁とうつが交互に来るイメージが浮かびやすい病名だと思う。ただし躁うつ病は、うつ病の一種だと捉えられてしまう欠点もある。

図1　2度目の入院前後の波．下が一般的な波

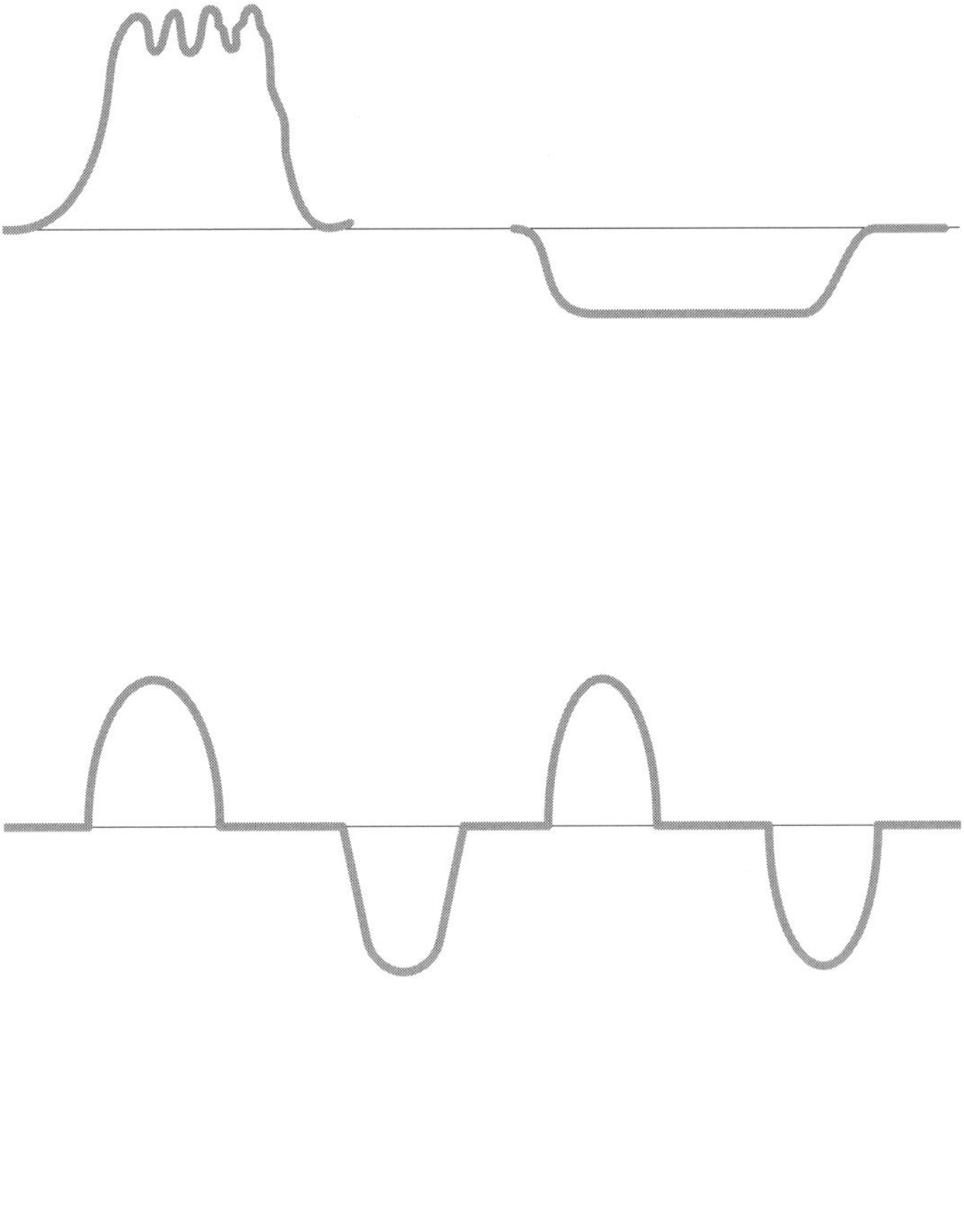

操作的診断基準

「躁うつ病のうつ状態と、うつ病のうつ状態がきちんと区別されず、同じような治療が行われている場合がありました。また、躁うつ病は、躁とうつの再発を繰り返すひとつの病気であるのにもかかわらず、その認識が乏しく、一回ごとの躁状態やうつ状態が、断片的に躁病、うつ病と診断されることもありました。その結果、長期的な展望を持って治療するということが、なかなか行われなかったのです」（加藤忠史『双極性障害（第二版）』（ちくま新書）一三頁）。

「この状況を何とか打開しようと、アメリカの精神医学会が、精神疾患一つひとつに対して、操作的診断基準とよばれるものを作ったのです。これは、どのような症状が何日間続いたら何病と診断するという基準を、具体的に定めたもので、ＤＳＭ（Diagnostic and Statistical Manual of Mental Disorders）とよばれています」（同一四頁）

双極性障害のＤＳＭ（操作的診断基準）を次に記そう。初めて見る人でも分かりやすいよう簡潔にした。詳しく読みたい人のために、原文訳を付録１においた。

「躁状態」とは何か？（双極性Ⅰ型障害の方用）

・症状

①自尊心の肥大、または誇大が見られる。

②睡眠欲求の減少（例：三時間眠っただけで十分な休息がとれたと感じる）が見られる。

③普段よりも多弁であるか、しゃべり続けようとする切迫感がある。

④観念奔逸、またはいくつもの考えがせめぎ合っているといった主観的な体験がある。

⑤注意散漫が報告される、または観察される。

⑥目標指向性の活動（社会的、職場または学校内、性的のいずれか）の増加、または精神運動焦燥（すなわち、無意味な非目標指向性の活動）が見られる。

⑦困った結果につながる可能性が高い活動に熱中すること（例：制御のきかない買いあさり、性的無分別、またはばかげた事業への投資などに専念すること）がある。

・期間等

これらの症状のうち、三つ以上の症状が、少なくとも一週間、ほぼ毎日、一日の大半において持続し、社会的または職業的機能に著しい障害を引き起こしている、あるいは自分自身または他人に害を及ぼすことを防ぐため入院が必要であるほど重篤である場合、躁状態とされる。

「軽躁病（状態）」とは何か？（主に双極性Ⅱ型障害の方用）（Ⅰ型と異なるところのみ抜粋）

・症状　Ⅰ型と同じ

・期間等

以上の症状のうち三つ以上が持続しており、少なくとも「四日間」、ほぼ毎日、一日の大半において持続し、社会的または職業的機能に著しい障害を引き起こしたり、または入院を必要とするほど重篤ではない。

「うつ状態」になると：

・症状

①その人自身の言葉（例：悲しみ、空虚感、または絶望感を感じる）か、他者の観察（例：涙を流しているように見える）によって示される、ほとんど一日中、ほとんど毎日の抑うつ気分が見られる。

②ほとんど一日中、ほとんど毎日の、すべて、またはほとんどすべての活動における興味

または喜びの著しい減退（その人による説明、または他者の観察によって示される）が見られる。

③食事療法をしていないのに、有意の体重減少、または体重増加（例：一ヶ月で体重五％以上の変化）、またはほとんど毎日の、食欲の減退または増加が見られる。

④ほとんど毎日の不眠または過眠が見られる。

⑤ほとんど毎日の精神運動焦燥または制止（他者によって観察可能で、ただ単に落ち着きがないとか、のろくなったという主観的感覚ではないもの）が見られる。

⑥ほとんど毎日の疲労感、または気力の減退が見られる。

⑦ほとんど毎日の無価値感、または過剰であるか不適切な罪責感が見られる。

⑧思考力や集中力の減退、または決断困難がほとんど毎日認められる（その人自身の言葉による、または他者によって観察される）。

⑨死についての反復思考（死の恐怖だけではない）。特別な計画はないが反復的な自殺念慮、または自殺企図、または自殺するためのはっきりとした計画が見られる。

・期間等

以上の症状のうち五つ以上が同じ二週間のあいだ存在する。これらの症状のうち少なくとも1つは、①抑うつ気分、または②興味または喜びの喪失である。

「ＤＳＭにおける双極性障害の診断基準では、
①症状の組み合わせとしてのエピソード
②エピソードの組み合わせで定義される疾患
という二段階で診断が行われるようになりました」
「躁病エピソードと抑うつエピソードを伴うひとつの病気（すなわちそれまで躁うつ病とよばれていた病気）は、「双極性障害（この場合正確には双極Ｉ型障害）とよぶことにしました」（加藤忠史『双極性障害（第二版）』（ちくま新書）一六頁）

具体的症状（Ⅰ型とⅡ型）

「ＤＳＭでは、改訂第四版にあたるＤＳＭ‐Ⅳから、双極性障害は、「双極Ｉ型障害」と「双極Ⅱ型障害」の二つに分類されるようになりました。そしてＩＣＤでもＩＣＤ‐11から双極症（双極性障害）は、「双極症Ｉ型（双極Ｉ型障害）」「双極症Ⅱ型（双極Ⅱ型障害）」の二つに分類されることになりました。双極Ｉ型障害というのは、入院が必要になるほど激しく、放っておいたら本人の人生が台無しになってしまうほど大変な躁状態、そしてうつ状態を繰り返すものです。一方、双極Ⅱ型障害というのは、いつもと違って明かに「ハイ」になっているけれど、入院を要するほどではない、「軽躁状態」と、うつ状態を繰り返すものを言います。つまりⅠ型とⅡ型の違いは、躁的な状態の程度の違いのみによって診断されます」（加藤忠史『双極性障害（第二版）』（ちくま新書）二四頁）

ＩＣＤは世界保健機関（ＷＨＯ）が作成している、病気の分類。「ＩＣＤ」の正式名称は「International Statistical Classification of Diseases and Related Health Problems（疾病及び関連保健問題の国際統計分類）」。日本語では「国際疾病分類」とも呼ばれている。では双極Ⅰ型障害「躁状態」の症状について具体的な例を挙げていく。

「患者さんの人生や家庭が破壊されかねない、激しい躁状態がひとつの特徴です。しかし、本人にとって躁状態の時は、非常に高揚した爽快な気分になっています。そして自分がとても偉くなったと感じています。夜も寝ず、声が嗄れるまでしゃべり続けたり」（同三〇頁）

これは、ＤＳＭ‐Ｖの操作的診断基準の症状②睡眠欲求の減少、③多弁・しゃべり続け

ようとする切迫感に該当する。また、

「あるいはまったくじっとしていることができず、一晩中、一日中動き続けます。けれども本人には、その疲れが自覚できず、身体は消耗してしまいます。昔は、自分がどれぐらい疲れているかわからず、昼夜働き続けた結果、疲労で亡くなったという症例もあったほどです。知らない人にもとても気さくに話しかけるのですが、相手が迷惑そうにしていても、気づかないことも多いようです。しばしばあまり必要ない物を、たくさん買い込んでしまいます。時には借金をしてまで、高級品を買いあさってしまいます。性的にも奔放になり、それまで普通に生活していた人が、家族に無断で外泊するようになってしまう場合もあります」(同三〇‐三一頁)

これは、DSM‐Vの操作的診断基準の症状⑦困った状態につながる可能性が高い活動に熱中すること(制御の効かない買いあさり、性的無分別)に該当する。そして、

「新しい考えが、競い合うように浮かんできますが、ひとつのことに集中することができません。最初のうちは、いろいろ良いアイディアが浮かんできて、仕事もどんど

んはかどるようにも見えますが、そういった時期は長く続きません。いろいろなことを思いついては手を出し、またすぐに他のことへ気を散らしてしまうため、結局何ひとつ集中して成し遂げることができないのです。思い通りにならないと、ひどく怒ることもあります。上司を激しく攻撃したりして、仕事を失ってしまうことも少なくありません。もっとひどくなってくると、自分には超能力があるといった、誇大妄想が出てきます。神の声が聞こえるといった、幻聴が出てくることもあります」（同三一 - 三二頁）

「アイディアがどんどん浮かんできてまとまらず、考えがとんでしまうことを、観念奔逸とよぶのですが、これがさらに激しくなると、本当に何を言っているのかわからないというくらい錯乱してしまうこともあります。これを錯乱性躁病と言います」（同三二頁）

「入院させたいと思うほどまわりが困る、あるいは本人が後で困る、という状態である」（同四三頁）

また、クラブハウス（音声SNSアプリ）の同病当事者たちと話していると、「万能感」という言葉がよく出てくる。つまり、DSM-Vや引用書籍に記載されていないが、同病当事者が自覚している、典型的な躁状態の症状なのだろう。同じクラブハウス内で、当事者から「攻撃的な」発言を複数受けたことがある。これも同様と思われる。
次に「軽躁状態」について具体的な症状を説明する。

「気分が高揚し、仕事がはかどり、いろいろなアイディアが湧いてきて調子が良いというような状態を言います」（同四三‐四四頁）。
「はたから見るといつものその人とまったく違う状態である（中略）本人にはまったく病気の自覚はなく」（同四四頁）

また「うつ状態」の症状について、具体的な症状は次のとおり。

まず、抑うつ気分と、興味・喜びの喪失という二つの中核症状のうち、少なくともどちらか一方が、（中略）存在しているかどうかを確認します。（中略）これらの二つの中核症状に加えて、
・寝つきが悪く途中で目が覚めてしまう、夜眠れない、暗いうちから目が覚める（早朝覚醒）

・何を食べてもおいしさが感じられず、食欲がなく体重が減ってしまう、あるいは食欲が亢進して体重が増えてしまう
・疲れやすく、休んでも疲れがとれない
・動作がゆっくりになる、あるいはじっとしていられない
といった身体に表れる症状と、
・自分を責めてしまう
・集中できず、決断ができない
・生きていても仕方がない、自殺したいなどと考えてしまう(同三四 - 三六頁)
といった精神症状

うつ状態はほぼDSM - Vの順に沿っているので、合わせて見てもらいたい。

第2章
私の体験*

＊あくまでも当時の個人的解釈である。

東大生格闘家としての栄光の日々

一九九六年一〇月四日、私の記事が、初めて雑誌『FRIDAY（フライデー）』に掲載された。それまでは格闘技雑誌にも片隅にしか掲載されたことのない私が、一ページ以上にもわたり掲載されたのだ。内容は、格闘技界に参入した異色新人、東大院生シューターとしての扱いであった。

翌年の一九九七年一月一六日、TBSラジオ荒川強啓デイ・キャッチにも出演し、東大生プロ格闘家として、強啓さんをタックルして持ち上げてみせた。

そして一週間も経たず一月二三日に、テレビ朝日の番組「ニュースステーション」で、修斗（後述）特集として対大河内戦がクローズアップされた。同試合は二月八日発売の『格闘技通信』でも、白黒ながら二ページの扱いだった。

続く三月二三日発売の『格闘技通信』では、修斗第四の男、噂の東大生シューターとしてカラー四ページで初インタビューもあった。そこでも扱われていたアブデラジス・シェルギー戦は四月二三日発売号で、カラー二ページの扱いで試合結果が掲載された。

そして『FRIDAY』掲載から一年ちょっと経った一九九七年一〇月一四日には、スポーツ新聞『スポーツニッポン』で、グレイシー（後述）を倒す東大院生として特集された。

そんな「栄光の日々」があった私を、幼少期から振り返り、いつ頃からどんな症状で、双極性障害になったのかを考察してみたい。

生まれてから大学入試まで

一九七二年一月二三日二三時過ぎに、私は神奈川県横浜市で生まれた。三六五〇gと平均より少し重かったらしい。自分の記憶に残っている初めてのことは、四歳ぐらいのとき昼すぎに家族でテレビを見ていたこと。その時点で、家族すべて（父母、妹）の顔と名前は覚えていた。

小学校四年生頃から父の意向で中学受験を意識し始めた。当時宇宙飛行士になりたい・したいという家族内の夢があり、東京大学工学部宇宙工学科に入るのが一番いいだろうという、父の考えからだ。五年生のとき、子供用の百科事典を一気に読み切る。六年生になると当時通っていた剣道・サッカーをやめ、日能研に通い始めた。特にサッカーは一学年上と練習していて、そこそこ才能もあったと思う。とにかく親は私の教育に金を惜しまなかった。借金でマイホームを建て、収入が多くもない中で、私の教育費が占める割合はかなり高かったと思う。日能研町田校までの送迎も、父がほぼ毎回車でしてくれた。一方厳しくもあった。点数の悪いテストを隠すと、足の小指に線香の火をつけられた。泣かないようにこらえても、泣くまでつけられた。

しかし中学受験には失敗した。当たり前だ、いつもカンニングをしていたからだ。カンニングを初めて行ったのは、毎週日曜に行われる塾の定期テストで、隣に座っていた優等生の女の子の解答を見て、自分の解答を数か所書き換えた。その結果町田校で初の六位を取り、やめられなくなった。毎回ハラハラしながら行っていた記憶がある。

だから中学も公立に行くことになった。ただ中学受験の反省からカンニングをしなくなり、実力は少しずつ上がって行ったと思う。カンニングをやめるのは頭では簡単に分かるが、実行するのはかなりキツかった。そもそもすぐ隣の人の答案を見ればいいだけだからだ。ただそれをやめられて、自分の学力が上がっただけでなく、その他の面でも正々堂々と生きて行く大きな自信になった。
❶（「克服に向かって（七一頁）」の節で振り返るエピソードに数字を付けた。以下同様）中学三年になると駿台予備校に通い始めた。夏期講習では授業が終わってから深夜〇時まで眠り、それから朝の通学まで予習するという、無茶な勉強の仕方をした。睡眠不足はそれほど感じなかったが、正直不安もあった。そのときには、こんな方法が夏期講習中だけでも通用するのかと考えていた。病気の知識や経験を持つようになった今から振り返ると、毎日通常とは異なるリズムで同じことを繰り返し、普段のリズムでいさせてくれないことに、うんざ

りしていた。睡眠のタイミングが滅茶苦茶で、もし双極性障害になっていたら体が持ちこたえられるか、不思議なくらいだ。よくも悪くも若かったのだろう。

高校は桐蔭学園の理数科に合格し入学した。桐蔭学園の勉強は塾そのものだった。能力別クラスで、毎回のテストで上位に入れば上のクラスに行け、悪ければ下のクラスに落ちた。また男女別の山に校舎があり、男女交流はほとんどなかった。体育祭もあり、柔道・剣道の団体戦にエントリーした私は、ほぼ全勝（柔道で一回だけ引き分け）で、ともに三位に食い込む原動力となった。当時一学年が女子と合わせて一五〇〇人いたので、二十数チームもあり、かなり勝ち進んだはずだ。

高校二年の途中で空手がもっとも強い競技だと思い、家と高校からそれほど遠くない場所にある、東洋館という伝統派空手の道場に通い始めた。当時瀬尾尚弘さんという後のキックボクサーもいて、千本突・五〇〇本蹴など皆で一緒に行う練習で道場を盛り上げてくれた。千本突きは言葉の通りその場で右手左手交互に千回突き、五〇〇本蹴りは同様に五〇〇回蹴るため、たいてい五〇、一〇〇本ずつ順番に掛け声をかけることになる。それを皆で一緒に行い、いい意味での一体感が高まる。

❷ある夏休みの一日、一人で千本突きの十倍の万本突に挑戦したら、腕が二、三日上がらなかった。力強さを感じながらもそのときには、ああこんなに何もできなくなってしま

うんだなと考えていた。腕のずーんとした重みは、今でも覚えている。今振り返ると、質より量を求める精神論的な考えを楽しいと感じていたのだろうが、笑ってしまう。それだけ力を入れていたので、黒帯の先輩と練習試合をして勝つこともあった。また全帯対象（ほとんど黒帯だった）の東京都大会でも、白帯ながらトーナメントを三回勝って予選を通過した。今振り返ると一年か二年と短い期間であったが、ちゃんと練習をすればそれだけ強くなる「練習は嘘をつかない」ことを、空手から学んだ。その経験は、格闘技だけでなく、大学受験等にも役立ったろう。

「修斗」に出会う

現役では東大不合格だったが、代々木ゼミナールに学費免除で一年間通い、東大に合格した。その年桐蔭学園は東大合格者数が一〇〇人を超え、高校別合格者数三位に入った。父も久しぶりに喜んでくれ、渋谷の土佐料理屋に連れて行ってくれたことを覚えている。浪人中、高校三年間に学んだことを繰り返し勉強することも重要だが、新しいことも始めようと考えた。NHKのラジオ英会話のもっとも難しいコースを始めたり、アメリカ人牧師のいる教会に妹が通っていたのでついて行ったりした。教会では何故か、自分から皆に働きかけようという気持ちに自然となり、それまでと少し性格が変わったのではないかと思う。父も同様のことを言っている。父は、私が教会に行ったことが東大に合格した一因だと思っており、後にうつ病と診断されたときには、教会に行くよう勧めてくれた。

たしか、教会は比較的不幸な人が集まるから、私が恵まれていることを実感できると話してくれた覚えがある。私も同様に感じており、その中でリーダーシップをとることにより、多くの人を幸せにできるのではないか、と考えていた。現役のときは工学部宇宙工学科のある理科Ⅰ類を受験したが、浪人のときは理科Ⅱ類を受験した。浪人中に、日本で最初の宇宙飛行士が誕生したが、テレビ局関係者で、研究者ではなかったことにがっかりしたからだ。その頃、興味自体が人間にあったので、「人」というキーワードから生物や医学系の理科Ⅱ類ロシア語クラスに入学した。

ほとんどの学生がフランス語・ドイツ語を選択する中、ロシア語を選択するだけあって、クラスの人数も男子一五人女子三人の計一八人しかいなかった。しかも個性の強い同級生が多かった。神戸大学医学部医学科に学士入学して病理医になった科学・政策と社会研究室代表榎木英介氏、農学部から財務省に入った同級生、二〇年近くかけて弁護士になった同級生などなど。

先ほど教会で性格が変わり自分から働きかけるようになったと書いたが、入学後クラスの先頭に立つことも多くなっていた。特に飲み会に関してはそうで、学校から徒歩圏内の二人の家どちらかで、二〇歳以上のメンバーが五人以上集まって、ロシア語クラスだけにウォッカを飲むことが多かった。家庭教師のバイトも時給三〇〇〇~三五〇〇円で始めたが、初回の稼ぎはこの飲み会に全額カンパした。一度六、七人で午前二時くらいに大学構内で花火をしたことがある。当然警備員にクレームが入り、学生証を出すように求められた。誰も学生証を出さなかったので、私が出したのだが、楽観的であった当時、たとえ処罰で退学して大学を卒業しなくてもやっていける自信があった。今振り返ると楽観的すぎるし、そもそも後にこんな大病を患うとは、思いもよらなかった。

大学に入学してすぐ少林寺拳法部に入部した。東大は全日本大学選手権でも優勝するくらい実績が高かったからだ。ただ試合があるのは演武(型)で、自分も関東国公立大会団演(十数人で行う演武)の部で優勝したくらいしか実績を残していない。しかしその他に、いわゆる極真空手ルール(顔面への突き以外は直接殴る蹴るが許されるルール)やボクシンググルール(グローブを付けて主に顔面を殴り合うルール)の練習ができたことが、その後の私の格闘技人生に大きく影響を及ぼすことになる。少林寺拳法部約四〇名の同期にも、東大医学部医学科から医師になった友人が二人おり、そのうち一人が東日本大震災後福島県で精神科医をしている堀有伸氏だった。彼に、双極性障害における認知療法やバルプロ酸とリーマスの違いなど、私が分からない専門知識をメールで聞く仲だった。

大学三年時に、家の近くにあった木口道場で「修斗」という殴る・蹴る・投げる・関節技を極めるという打（殴る蹴る）投極すべてが認められた総合格闘技を始めた。当時WOWOWで放映されていたやはり打投極が認められたプロレスであるリングスの試合のうち、ディック・フライ（オランダの打撃系選手）vsヴォルグ・ハン（ロシアのサンボという関節技が豊富な競技の選手）のビデオを家庭教師先の教え子から借りて見て、打撃vs極（ディック・フライvsヴォルグ・ハンのこと）にシビレたからだ。打投極すべてあるのが最強の格闘技だと確信していた。

木口道場では、奇人と言われた朝日昇さんにしごかれ、同期にはカリスマ佐藤ルミナ[*1]・議員シューター秋本じん[*2]・和道稔之[*3]がいた。

朝日さんからは、黙々と練習する以外は許さない無言のプレッシャーをつねに感じてい

＊1　佐藤ルミナ：修斗のカリスマ。ルックス・戦い方ともに格好よく、たった6秒で終わらせた試合が有名。最終試合はVTJ1STでの所英男戦。最後まで世界のベルトは取れなかった。

＊2　秋本じん：市議会議員シューターとして有名。タイトルマッチ経験あり。選挙地区の変更により、一時議員に落選する時期があったが、2019年4月の選挙で、13年（選挙3回）ぶりに市議会議員に復帰した。

＊3　和道（佐藤）稔之：修斗1戦1勝後、ゴルフ練習場で貯めた金で、ブラジルサンパウロの柔術ジムで単身武者修行。ブラジルの柔術大会で入賞歴あり。世界的な柔術ジムCheckmat Tokyoの代表。

た。同期もそうだったらしく、彼の自転車がジムの前に置いてあると、筋トレなど他のトレーニングに行ってしまうことがあるくらいだ。一度だけ彼が練習に来なかった日に、先輩方も含め皆で、和気あいあいと練習したのを覚えている。

一九九四年、ある大会で格闘技界が激震することになる。その名もバーリトゥードジャパンだ。バーリトゥードとはポルトガル語で「すべて有効」、つまり何でもありだ。特に寝技で上のポジションをとってからの打撃、たとえばマウントパンチなどが許されたのが、それまでと大きく異なったルールだった。この大会で優勝したのがヒクソン・グレイシー、四〇〇戦無敗を誇るグレイシー柔術（日本の柔道の前身柔術が海外へ渡りブラジルで護身術として進化した格闘技。UFCアルティメット・ファイティング・チャンピオンシップ第一、二回大会で優勝したホイス・グレイシーの活躍により有名になった。ホイスは兄ヒクソンを自分より一〇倍強いと評している）最強の男だ。この大会後、修斗のルール・練習法も変わって行く。

その年行われた修斗創始者佐山聡先生（初代タイガーマスク）最後の合宿では、バーリトゥードを意識した合宿になる。この合宿の真骨頂はとにかく体（心）を虐め抜くこと。まず秋本じんに「ミットを思いっきり蹴ってみろっ」と言う。蹴った後「俺は思いっきりと言ったよな、思いっきり蹴ってみろっ」と言う。思い切り蹴った後、「それが思いっきりかーっ」と秋本じんをビンタする。その後「思い切り蹴ってみろ」と言って蹴らせた後、「そうだそれが思い切りだ。アドレナリンが出たんだ。アドレナリンをコントロールしろ」と言う。ちなみに秋本じんはそのビンタで鼓膜が破れてしまった。

佐山先生は本当に怖い人だった。一度エキジビションの相手をしたとき、蹴りを防御したら、本気のローリングソバット（回転後ろ回し蹴り）を入れられた。想定内だったからロープまで飛ばされつつも防御できたが、普通なら倒されてもおかしくなかっただろう。

❸地獄の合宿はまだまだ続く。まずグリコーゲンローディング（開始数日間は炭水化物を含まない食事にしてグリコーゲンの合成を抑制、そしてその後の数日間で高炭水化物食に切り替えグリコーゲンを蓄積・ローディングさせる方法）の名の下に、食事は基本的に豆腐が主食だった。高級な豆腐料理なのだが、エネルギーとなる炭水化物が少ないので、体が動かなくなる。そのなかで、タックル六五〇回、腕立て・腹筋五〇〇回、サンドバックでキック三〇分二ラウンドなどを行う。腕立て五〇〇回をやった後は逆立ちができないという当たり前のことを初めて知ったが、皆で真面目にやろうとしており、その光景を思い出すと面白くて笑えてくる。腕の痛みもすでになく、腕を伸ばせないだけなのだが。ただ一点、二キロのアヒル歩きで約一・四キロ地点で倒れたふりをしたときに、自分の心が折れた音が聞こえた。合宿の帰りに炭水化物を補給すべく、車でだいぶ走ってからラーメン屋に入り、「ここはどこですか?」と聞いたところ、店主が「狭山です」と答えたのには同期全員凍り付いたが、

今ではいい思い出だ。

一九九五年春、自分たちのやってきたことを確かめるため、佐藤ルミナ・秋本じんとロサンゼルスに合宿に行く。イノサントアカデミーという道場のUSA修斗という修斗アメリカ支部に出稽古に行くことが表の目的だったが、真の目的はグレイシー柔術の道場に出稽古に行くことだ。ヒクソン・グレイシーの道場に出向いたときヒクソンはいなかったが、色帯の選手たちとスパーリングし、自分たちが練習してきたことは間違いではなかったと、自信を持った。ただし、その頃ヒクソンの次に強いと言われていたマチャド柔術のヒーガン・マチャドに、一五分で三人三本ずつ決められたのは、ショックを通り越して尊敬に値したが…。

またバーリトゥードジャパン96の佐藤ルミナの試合前に合宿として、二人でブラジルのリオデジャネイロに行った。そこではカーウソン・グレイシーJr率いるムリーロ・ブスタマンチ、ヴァリッジ・イズマイウ、マリオ・スペーヒーら多数の強豪のいるブラジリアン・トップチームで練習する機会を得た。日本人総合格闘技選手の先駆けとしてグレイシー柔術のトップ選手たちと肌を合わせて練習できたことは、その後勝ち続ける大きな要因だったと思われる。

学部から大学院へ

学業の面では、三年から修斗入会と時を同じくして、医学部保健学科に進学した。前年より看護師の資格をもつ女性が編入できる制度ができたため、男性より女性の方が多かった。しかしモテた覚えはない。そもそも修斗を始めたため、三〜四年の学科二年間、その後の教育学部身体教育学科学士入学後一年間、その後大学院（教育学研究科体育科学コース）に合格して二年間、計五年間は勉学より修斗優先だった。医学部保健学科では薬害エイズ問題で有名な郡司篤明教授が指導教官となり「ベッドレスト（二〇日間ベッドに寝たままの状態）が全身持久力に及ぼす影響——最大酸素摂取量と筋持久力の関係を中心として」というテーマで卒業論文を書いた。夏休み中被験者のいる病院の近くに泊まり、修斗の練習はできなかった。

大学院では「二四時間以上の絶食が身体に及ぼす生理心理学的影響」という減量のあるスポーツに役立ちそうな修士論文を書いた。大学に近い伯母が賃貸しているアパートを一〜二カ月借りて早朝から深夜まで研究室に籠った。この時期、試合による眼窩内壁骨折の治療で修斗の練習はできなかった。学部・大学院ともに、自分のトレーニング・練習に役立つという理由で選んだ学科だったので楽しく勉強できた。特に、身体教育学科に学士入学したときの夏のキャンプ実習がそうだった。たしか三泊四日だったが、米一合しか持って来てはならず、他の食料は海で釣った魚・浅瀬で拾ったウニなど現地調達だった。食事の時間は決まっておらず、お腹が空いたら自分たちで作り始める。❹ここで花火をしたとき焚きつけられて、ロケット花火を咥えて火を付けたら、まつ毛がすべて燃えてしまった。そのときは、恐怖心などまったくなく、むしろ他人ができないことをできて、格好いいと考えていた。今振り返ると、頭が悪すぎるが最悪の事態(失明)にならなくて本当に良かった。

私のプロ修斗戦績はバーリトゥードジャパン二試合を含めて、一四戦一〇勝一敗三分だった(表1参照)。

負けは一回しかない。「負けたらやめる」と、家族にもマスコミにも言い続けていた。特に親がやめるよう反対していた。ジョーン・ホーキ戦のとき眼窩内壁骨折して入院し、全身麻酔で手術をした。また最後のアレキサンドレ・フランサ・ノゲーラ戦を妹が見に来たとき、親に電話で「お兄ちゃん死んじゃう!」と泣いて叫んだらしい。そもそも負けたらやめるという条件で、家族からプロデビューを応援してもらっていた。『格闘技通信』には次のように書かれている。「巽は現役時代に常々『負けたら引退する』と言い続けてきた。その理由は単純で分かりやすい。自分より強い人間がいるのなら、自

表1　プロ修斗全戦績

日付	対戦相手	結果	場所
1995.05.12	マグナム川村	判定勝	後楽園ホール
1996.01.20	野中公人	判定勝	後楽園ホール
1996.05.07	池田久雄	1R47秒KO勝	後楽園ホール
1996.10.04	サニー・アフメット	1R51秒1本勝 （チョークスリーパー）	後楽園ホール
1997.01.18	大河内衛	判定勝	後楽園ホール
1997.04.06	アブデラジス・シェルギー	1R2分18秒TKO勝	後楽園ホール
1997.10.12	ポール・クーニン	1R1分19秒1本勝 （ヒールホールド）	後楽園ホール
1997.11.29	ジョーン・ホーン	時間切れ引分け	東京ベイNKホール
1998.11.27	エリック・ペイン	1R2分42秒1本勝 （チョークスリーパー）	後楽園ホール
1999.03.28	朝日昇	引分け	後楽園ホール
1999.09.05	池田久雄	判定勝	後楽園ホール
1999.12.11	アレキサンドレ・ フランサ・ノゲーラ	時間切れ引分け	東京ベイNKホール
2000.07.22	アンソニー・ハムレット	1R2分49秒1本勝 （チョークスリーパー）	北沢タウンホール
2000.08.27	アレキサンドレ・ フランサ・ノゲーラ	1R1分59秒1本勝 （フロントチョーク）	横浜文化体育館

分の存在価値が薄くなってしまうからだ」。『FRIDAY』に当時掲載されたインタビュー（四戦目）にも、「負けたら引退の覚悟です」とある。だから負けて引退した。

プロデビュー戦は（ロケット花火を咥える約三カ月前の）一九九五年五月一二日のマグナム川村戦だ。医学部保健学科を卒業し、教育学部身体教育学科に学士入学（結局その後一年で修士試験に合格）した直後だった。それ以後バーリトゥードジャパン97でジョーン・ホーキと引き分ける前まで、七連勝して二年半以上勝ち続けた。ただジョーン・ホーキ戦は、時間切れ判定なし故の引き分けであり、眼窩内壁骨折で入院した。ちょうど大学院修了の時期とも重なり、その後の進退についてかなり悩んだ。修斗・社会人・博士課程のどれかを一本でやるか、それらの組み合わせが考えられるが、結局修斗を続けながら社会人になることを選択し、一九九八年四月に食品メーカーAに入社した。もちろん普通の社会人入社で、就業時間の配慮等は一切なかった。宇宙飛行士という目標がなくなったときに、一生研究者として研究をする覚悟もなくなったので、その道を選んだのだ。

その後も、勝利に引き分けを挟むものの、計五年以上負けなかった。

❺そのうち最後の二勝については、はたから見ていておかしいと言われたことがある。もしかして双極性障害躁状態の症状のひとつ自尊心の誇大だったのかもしれない。まず池田久雄戦だ。三年前に一ラウンド四七秒KO勝利でAクラスへの昇格切符を手に入れた。

再戦に向けて、「諸葛亮孔明の七縦七擒《三国時代、蜀の諸葛孔明が敵将の孟獲《もうかく》を捕らえては逃がしてやることを七回繰り返した末に、孟獲を心から心服させたという『蜀志』諸葛孔明伝・注の故事から》相手を自分の思いどおり自由自在にあしらうこと。『大辞泉』（小学館）より」のように七回戦っても七回勝って格の違いを見せつける」と格闘技雑誌に掲載され、返討ちTシャツまで用意する。試合はフルラウンド僅差で判定勝利をものにした。試合後マスコミに相手について聞かれ、「パンチはうまいけど、弱いから倒れない」と格闘家によく見られる、相手へのリスペクトは見られなかった。同様に試合後一緒にいた妻にも「俺って強い」などとずっとしゃべり続けていたらしく、少し変な言動・人だなと思われたらしい。詳細は覚えていないが、今振り返ると、高揚して、そのときは「勝てば何をしても許される」という考えは持っていたのだろう。

次はアンソニー・ハムレット戦。バーリトゥードジャパン99でアレキサンドレ・フランサ・ノゲーラからガードポジションを取り続けて判定なし引き分けに持ち込んだ試合の次戦。リング上で「試合で失った信頼は試合で取り戻す」と言い、その年のアブダビコンバット（ADCC・サブミッション・ファイティング・ワールド・フェデレーション、略称アブダビコンバットは、アラブ首長国連邦のグラップリング大会。「寝技世界一決定戦」として知られる）でジョーン・ホーキに勝って四位になったアンソニー・ハムレットには、一ラウンドで快勝した。試合後ノゲーラとのタイトル戦に向けて、「ノゲーラ待ってろこの野郎！」と叫んだ。

　リング上でインタビューされた際相手の印象を聞かれ、「偽者なんじゃないですか？」と相変わらず相手へのリスペクトはなかった。また試合の映像を友人宅で初めて見たとき、「俺強いじゃん」と言って周りから引かれた。その中には当時付き合っていた女性もいて、引かれて少しショックだった。当時の日本のＴＶで放映される総合格闘技ではドーピング検査がなかったため、ステロイドや興奮剤を使用している外国人選手は多かったと思われる。修斗ではもちろん使用していた選手はいないだろうが、私も試合前のコーヒーなどからカフェイン摂取は少し多くしていた。ただそれが、試合数日後の鑑賞時にまで影響していたとは考えにくい。

　Ａクラスになった第四戦から当時のジャパニーズ・トップチームKzFactoryに移籍し、その後格闘技雑誌でカラーグラビアなどで大きく扱われるようになり、現役東大生・東大院生シューターとして、『FRIDAY』や当時の人気ＴＶ番組のニュースステーションでも扱ってもらった。フジテレビのＳＲＳ(Special Ring Side)や雑誌『TARZAN』や『スポニチ』を始めとするスポーツ新聞でも何度も扱ってもらった。スペースシャワーＴＶの真心ブラザーズの番組「HIMARAYA（ヒマラヤ）」やＴＢＳラジオ荒川強啓デイ・キャッチにゲストとして出演したこともある。また当時は修斗Ｔシャツがブームで、試合を見るだけでなく

表2 掲載マスコミ一覧

雑誌	『格闘技通信』表紙、カラーグラビア10数回
雑誌	『FRIDAY』
雑誌	『TARZAN』複数回
雑誌	引退後、『格闘技Kマガジン』観戦記連載
TV	テレビ朝日『ニュースステーション』
TV	『SRS』複数回
TV	HIMARAYA(CS)ゲスト出演
ラジオ	TBSラジオ『荒川強啓デイ・キャッチ』ゲスト出演
スポーツ紙	『スポニチ』など、のべ10回近く
Tシャツ	1000枚弱販売

Tシャツを買うのが目的の客もいた。私のTシャツ・スウェットも、計一〇〇〇枚まではは作らなかったが、数百万円は売っていた計算になる。

❻母は、今振り返ると、『ニューステーション』や『荒川強啓デイ・キャッチ』に出演した一九九七年一月当時、私だけでなく家族も楽観的で浮かれていたと感じており、私が双極性障害になったのもこの辺りではないかと推定している。この約一年間に四試合しており、まだそのときの試合の体感も残っているが、自分も修斗ももっともっと大きくなると信じて疑わなかった。

一般マスコミは、東大生にしか価値を感じていないのがよく分かる。ちなみに私は一九九八年三月に東大大学院を修了しているが、その後一般マスコミでの扱いは、大きく減った。社会人になってからは、スーツにスキンヘッドでいたからか、よく声も掛けられた。自分に自信があったのだろう。

発症

修斗で最後の試合になった二〇〇〇年辺りには、食品メーカーAではK部で、女性用小容量チアパックゼリー三品のドラッグストア・フィットネスクラブ・スポーツ店でのマーケティングや、プロテイン（たんぱく質を粉状にした食品で、主にアスリートが筋肉をつけるために飲む）の製品計画担当（材料（缶・袋）とデザイン・表示等を担当）をしていた。二〇〇二年からプロテインのプロダクト・マネジャー（担当製品群の企画、製造から広告まですべてに関わるマーケティング担当者）となり、担当した四年間は売上を伸ばし続けていた。

また水で溶かすタイプのプロテインやウエファータイププロテインバーという業界初の商品も企画開発していた。水で溶かすタイプのプロテインは、それまで通常牛乳に溶かして飲んでいたプロテインを水に溶かしてもおいしく飲めるようにした画期的商品だった。その開発ストーリーはチアパックゼリーの開発ストーリーとともに、大手新聞数社と売れ筋雑誌多数にブランド広告として掲載された。またウエファータイプのプロテインバーも、一〇gのプロテインをおいしく手軽にとれるバーというコンセプトは変わらず、十数年たった今でもコンビニの定番品になっている。新発売当初は、渋谷の大手ホームセンター・雑貨店で月一〇〇本以上売れた。

その頃、正確に言うと二〇〇六年四月に、私に大きく影響を与えることになる「彼」が現れた。大物政治家の親族であるIMが、W事業部長として赴任した。彼は、プロテインのアイテムが分かりにくいので、整理をするよう指示した。いや介入してきた。一〇種類程度のプロテインを四、五種類にするよう決定した。売上げが下がることは明らかだった。またK事業本部長が、原材料の廃棄を減らすよう指示した。全アイテムを変更すれば廃棄量が増えることは明らかだった。当時チアパックゼリーのプロダクト・マネジャーがやられていたようなパワハラと思われる行為を受けることは明らかだった。IM部長のパワハラと思われる行為は、たとえば、以下のようなものが挙げられる。

・プロテインの広告を、A新聞に掲載させない。もちろん、親族の存在も大きく関わっていただろう。
・当時の人気テレビ番組「MMイケてる」で、水で溶かすタイプのプロテインをシャンプー代わりに使われるのを許した。
・PC作業中、隣に座って「何で競合のこと調べないの？」とずーっと同じことを繰り返す。

また、次のように語りかけてくる。「巽君、君の仕事は会社の前に君の銅像を建てることだからね」。私は本気にしやすいので、こういうありもしないことを真に受けやすかったのだろう。段々うつになってきたのだと思う。視界に霞がかかって、少しずつ暗くなっていく感じだった。
❼そのうち毎朝トイレの便座に座りながら嗚咽するようになった。汚物は何も出ないのに、胃の底からオェっとする感じだ。これが昼間にも出るようになったので、妻と病院に行くことに決めた。近くの大学病院の精神科を受診したが、状況証拠としてうつ病の可能性があるが、とりあえず次回は胃カメラの検査をしましょうといわれ、二度目は行くのをやめた。J部に異動させてもらえるようお願いした。この頃は、上司や同僚を捕まえては、自分の状態を聞いてもらいたく、自分のうつの話ばかりしていた。たとえば、うつの具体的症状だけでなくもう会社を辞めたいと、複数人に話していた記憶がある。絶望的で、そのときには自分がどうすればいいか分からなくなっていたのだろう。今振り返っても、望みを失っていたと思われるが、人生初のうつ状態だったのだろう。ちなみに、他の同僚は、IM部長から以下のようなパワハラと思われる行為を受けていた。
・体が温まるサプリメントの開発時に、試作品を持ってスケート場に行き、上半身裸にさ

れ体ごとリンクを滑らされた。

・PC作業中隣に座られ、ずーっと仕事の内容を見られる。

異動先はS部Z担当で、Zの購買部門だった。異動したその日から、一日ごとに回復しているのが体感できた。胸板が厚くなり、それにパワーが漲る感じだ。業務実績も好調で、在籍した半年間で、数千万円コストダウンをしたと思う。異動後二カ月くらいして、人材紹介会社から食品メーカーCのスポーツ飲料Aのマーケティング担当を受けてみないかと誘われた。そのときは異動させてくれた食品メーカーAの恩も感じていたので断った。また一カ月くらいして再度誘われた。そのときは昇格するはずができなかった（当たり前と言えば当たり前だが）ので、食品メーカーCを受けることに決めた。

また、食品メーカーCの競合他社を分析をしているとき、食品メーカーBがHPでマーケティング担当者を募集しているのを見つけた。食品メーカーBは当時でも食品メーカーAの一〇倍の売り上げで、マーケティング部門の先進さは業界でも有名だった。さらに提出書類の内容が食品メーカーCとほとんど変わらなかったこともあり、こちらも受けてみることに決めた。

❽決めたときは、力強さもみなぎっていた。そのときは、自分の未来への大いなる期待も感じていた。職場での目標指向性の活動（Zの購買担当だったので、おもにコストダウン）も

増加していたと思う。さらに睡眠は三時間程度だったにもかかわらず、ナポレオンも同様だったと自分勝手な解釈で問題視しないなど、双極性障害躁状態であったことは間違いないと思う。治った・さらに良くなったと高揚していたが、病気の知識や経験を持つ今からみると、その状態が長く続くわけはなかった。そのときには、初めての躁状態でその欠点を周りに気づかれていたと思う（部屋中に聞こえるほどの大声で話していた等）。

躁状態のとき疲れを感じて来ると、視野がだんだん狭くなり、耳にツーンという音が聞こえて、それこそ首が絞められて落ちる寸前のような感覚がすることがある。しかし視野がなくなる瞬間に耳も目ももと通りになり、次のステージに上がってドラゴンボールのスーパーサイヤ人になったような感覚になることがよくあった。疲れを自覚せず身体を消耗することは、最近はあまりなくなったが、躁状態と自分で気づいているとき、何でもできる万能感を感じながらも、高揚した気分の裏にある不安からか、無理をしなくなったのだろう。今では、躁状態を抑える対策がある程度自然にできていると思われる。

転職

食品メーカーCについては、人事採用担当者の面接は二時間も取ってもらい人材紹介会社に驚かれたが、スポーツ飲料A担当マネジャーとの面接結果が出るのに一カ月もかかり残念ながら落ちた。食品メーカーBについては二週間おきの週末の面接（筆記テスト）が三回とシステマティックなもので、無事合格した。合格の電話が来たときは、妻が抱きついて喜んでくれた。

二〇〇七年四月食品メーカーB転職初日に、朝一の九時からの会議で「この会議は何のためにあるんですか？」と聞くなど、完全に躁状態が続いていた。転職してしばらく仕事も気持ちも順調だった（気分は躁状態だったが）。F茶のブランドマネジャー（食品メーカーAのプロダクトマネジャーとほぼ同じ肩書）になり二カ月でリニューアル品を発売させた。しかし現実は甘くなかった。売上は不調、大きなリニューアルが必要なのは明らかだった。しかし自分でその方策を見つけることは最後までできなかった。

❾食品メーカーBに転職して、その年の秋口に東京・大岡山にあるHクリニックでうつ病と診断され、翌年二〇〇八年二月から三カ月休職・自宅療養した。この頃は、五月病がいつまでも続いて、その感覚がさらにどんどん落ち込んでいく感じで望みを失っていた。物事を悲観的に考えていたのだろう。いつクビになるか恐れていた。病状が比較的安定した今でも、いつクビになるかという意識は少し残っている。

Hクリニックの主治医は、とても興味深い医師だった。妻が探してくれたクリニックで、一度だけ行った大学病院の精神科の反省からとにかく話を聞いてくれる医者を選んだ。その分待つことになるが、待合室には主治医手書きのクイズが貼ってあった。そして主治医の髪はいつも染められており、緑色が多かったと思う。さらに後でお聞きすると、格闘技ファンだという。初めての診療時には、「巽さん大丈夫ですよ。努力すれば治りますよ」と言われた。その後も直接メールでのやり取りもしてもらえた。

うつ状態のときは年中寝てばかりいた。うつ状態の症状に不眠または過眠とあるが、私は過眠ばかりだった。そのとき住んでいたマンションは、玄関の前の奥まったところに寝室があり、入りやすい場所だった。一回寝ると起きてくるのが嫌になり、朝昼関係なく一日中寝ていたことも多かった。寝室に入りやすく起きてくるのが嫌という負のスパイラルに陥っていた。一方対策も立てようとしていた。逃げ道が欲しかったのだろう。自分がうつになったとは信じられず、悪い厄が付いたと考えた。まず夫婦で屋久島に行って、数日楽しんだ（飛び魚ばかり食べていた気がする）。またＪ教会という、精神病を一週間程度で治すという宗教の力も借りた。休職中の三月一二日に山形まで行き、一週間後の最終日に原因は母の叔母にあるとされ、後で墓参りに行ったが、治るはずもなかった。一日二回本尊で水をかけられながら、塩水を嫌というほど口に入れられ、八〇万円もかかったがそんなもんだった。

二〇〇八年八月親の勧めで、セカンドオピニオンでＩメンタルクリニックのＭ氏の診察を受け、やはりうつ病であるとの診断だった。二〇一〇年は、二月・九月中旬の二回、一週間実家に帰省している。休みを取らず、実家から会社に通った。これは妻と大喧嘩したためだが、うつ状態で気分が減退していたとは考えにくい。双極性障害躁状態で喧嘩したのだろう。ちなみに二〇一一年九月下旬、二〇一二年一一～一二月、二〇一三年四月中下旬にも週単位で実家に帰っている。

J教会は親が探して来てくれ、虎の門病院職場復帰プログラム（団体行動でシミュレーションが多い）と沖縄メソッド（ＢｏｗＬ：うつ病に特化した職場復帰リワーク支援施設と、内容はほぼ同じ）の三択から選んだのだが、その他にも有田秀穂氏のセロトニンＤｏｊｏや、光トポグラフィーも勧められて一回ずつ行ってみた。また谷中全生庵（故・安倍元総理等の著名人が坐禅に通うことで有名な東京・谷中の臨済宗・全生庵）の平井住職の座禅も勧めてくれた。心に安定をもたらし爽快な元気を心と身体に与えるセロトニン（うつ病の人では、神経伝達物質のうちセロトニンやノルアドレナリンという物質が減少してしまい、情報がスムーズに伝わらなくなる）の活性要因は、適度なリズム運動・太陽の光・スキンシップの三つとし、実践するセロトニンＤｏｊｏには、二〇一四年八月一二日に御徒町に行き有田氏にも直接お会いしたが、専門のワークシートも三日しか続かず、二〇一一年に双極性障害と診断されていたこともあり、止めてしまった。

平井住職の座禅も予約を入れながらキャンセルするなど、双極性障害うつ状態に見られるすべての活動における興味の著しい減退があったのだろう。初めはやろうという気はあっても、段々面倒になってしまうのだ。さらに代わりに何をするわけでもなく寝てしまう。光トポグラフィーについては、後述する。

妻とも、みうらじゅん、ももいろクローバーZ（やPerfume）といったライブを一緒に楽しみ、また「トウェンティーフォー」や「プリズンブレイク」のDVDを一緒に見てくれた。しかし、そのときは楽しく、双極性障害うつ状態に見られる興味または喜びの喪失は一時的にせよなくなったが、どれも根本的な解決策にはなり得なかった。

その後は食品メーカーAで行っていた業務（マーケティング、資材部など）から離れていく職歴をたどることになる。マーケティング入社だったのに、一年半後の二〇〇八年九月にG部へ異動、さらにその一年後（二〇〇九年九月）から研究所のRセンターに在籍している。G部ではKT担当だったが、⑩イレギュラーな業務で多額の損失を出してしまい、体調（精神）不良の影響も懸念されて、H担当に変更になった。たしかに双極性障害うつ状態には思考力や集中力の減退という症状があり、やってしまったと素直に反省もした。ただそのときには、体調（病状）は悪くないのに、と考えていた。このとき、当時の部長がHクリニックに相談に行ったが、当時の主治医は「巽さんは武士ですから」と言ったらしい。

Rセンターは、研究所をサポートする部で、研究所の総務部に近かった。当初おもに酒税業務（工場と違い研究所では、少量でいろいろなアルコール濃度のサンプルを作るため、計算が煩雑になる）を担当した。課長から与えられる仕事はやりやすかった。私がうつ状態のとき、すぐに有休を認めてもらえた。また私の業務をちゃんと評価して、後に昇格もさせてもらった。

復職後

復職後は自分の能力を疑うことばかりだった。⓫マーケティングの部署にいた頃は、脳が物理的に柔らかくなり、頭頂など表面が痒くなる感覚で、どうしても考えが思い浮かばないことがあった。課題のマトリックスの一箇所に思い浮かんだことを記入し、提出して上司を含め皆に笑われた。しかしもう恥ずかしさもほとんど感じていなかった。力士の輪島が、卒業論文で「卒業論文」「輪島博」「終」の三枚しか書かなかったという逸話があるが、それに近かったのかもしれない。そのときから、なんとかこの会社に残らなければと考え始めていた。今振り返ると、あまり気持ちのよい感覚ではないが、脳に関する体感はあった。つまり脳の病気である双極性障害であることに体は気づいていたのかもしれない。

またG部では、二人の上司にお世話になったものの、⓬しょっちゅう怒られてばかりだった記憶しかない。KT担当のときは、社内でやり取りする社員数が多く、コミュニケーションの問題があったと思う。たとえば、「大変お世話になっております」と社内の年上の人に挨拶をしてしまうことなどが挙げられる。H担当をしていたときの上司からは、想像力が足りない、とよく言われていた。たしかに私は近視眼的で視野が狭いという点は認める。脳で考えが思い浮かばないという体感は少し減ったが、まだ残っていたようだ。

最初は興味のある部だったが、一年経ったときには望みを失っていた。ただこれらは、双極性障害の症状であるかどうかは分からない。後に入院で病院・医師が変わったとき（二〇一八年六月頃）に、WAIS（ウェクスラー成人知能検査）というテストを受け芳しい結果ではなかった。また一年後に再度同じテストを受けたが、少し点数が上がっただけだった。その主治医は（現在の主治医も）、その理由をいわゆるパンチドランカー原因の高次脳機能障害[*4]と推測している。

マーケティングの部署にいた頃もG部にいた頃も、パンチドランカーの症状で忘れっぽくなり、計画や準備が苦手になるという精神機能の変化が見られたかもしれない。またG部では、同様に望みを失うという気分の変化もあった。

二〇一一年一月二二日、母親に希死念慮の入電があったそうだ。「僕が電話するってことは…分かるでしょ？」から始まり、極度の自死願望。「今週は二日休んだ。寝れない日が三日続いた」。後で母に確かめると、この週は眠れない日が続き、翌日分の睡眠薬を飲んでしまったようだ。当然薬が足りなくなり、市販の睡眠改善薬を飲んだら、震えが止まらなくなったらしい。今考えると、恐ろしいことをし、そのときは薬に麻痺していたと考える。また二〇一〇年一一月頃から約三カ月メールを開いていないことも分かった。

⓭Rセンターに異動後、しばらくして福島の原発事故があった。節電のため、私が事務局をしていたQup委員会でも、反対者は多かったものの、昼休み中、居室のみ消灯することになった（基本的には、上司の発案で私が実行するわけだが、私が反対の立場だったのではない）。

すると居室とラボとを別々に消灯できないと分って、居室の電気を直接消しに行くことになった。しかも初日は、「これから巽君が消しに行きます」と放送される中で電気を消す。いきなり電気を消されて、それから一時間程度暗い中で過ごす気持ちは、もちろん分かっているつもりだ。私は胸ポケットに自分のトレーディングカードを入れて、そこに手を当てながら、「負けない負けない」と思い続けた。敵意を感じ、そのときには、自分と社員の気持ちに乖離があるなと考えていた。今振り返ると、負けないという思いと敵意は

＊4　ケガや病気により、脳に損傷を負うと、次のような症状がでることがあります。記憶障害・注意障害・遂行機能障害・社会的行動障害。これらの症状により、日常生活または社会生活に制約がある状態が高次脳機能障害です。（http://www.rehab.go.jp/brain_fukyu/rikai/）

過剰だったと感じる。

⓮またほぼ同時期に研究所の機器専用PCのセキュリティに関するプロジェクトの事務局も行っていた。PCの管理者に面倒な準備・作業を無理やりお願いし、また説明会の時間を間違えて急遽二回行うなど完全に抜けている部分もあった。工事前日には全PC数百台の場所を再確認し、終電間近に帰ったものの、必死に頑張っているのに、誰かにつけられている妄想のようなものにとらわれ、焼肉屋で食事しても何も食べられなかった。少し恐怖を感じ、敢えて外から見えないところに座っていた。今振り返ると、仕事をやった感はあるが周りは認めてくれないという徒労感があった。また「つけられている・追われている」という感覚は、私の躁状態でたまに出てくる症状である。

どちらも「アクティベーション・シンドローム」[*5]によるものだったと思う（後者はそう診断された）。それで二〇一一年双極性障害と診断されて、気分安定薬リーマスを飲み始めた。以下、アクティベーション・シンドロームが初めて疑われたときの、私とHクリニック主治医のメールのやりとりを記そう。私のメールは、病状のためか、かなり理解しにくかったので、分かりやすくした。主治医のメールは、原文のまま残している。

（カッコ書きは補足のための著者による記述）

H先生

初めてメールします。

病状の内容報告と相談なので、（このメールを読んでいただくことが）診療に相当したら、次回まとめてご請求ください。

もしかしたら、私は今、躁状態かもしれません。

根拠は以下の通りです。

（1）今週末に一旦終了するプロジェクトの事務局をしており、その最終とりまとめに焦っています。

〈内容〉

・先々週にシステム部より依頼された内容をPCの管理者にまとめてメールしたところ、内容がよく分からない等の意見をいただいた。

・よって先週水曜に、趣旨と依頼された内容の説明会を行ったが、時間を間違えた。結局当初の時間と別の時間に同じ説明会を二度行い、システム部と関連会社の二人に迷惑を

＊5　賦活症候群《ふかつしょうこうぐん》：抗うつ薬の服用開始直後におこる症状。軽躁・躁状態も出現する。双極性障害の患者はなりやすいとされる。

かけた。
・説明会後のアンケートには、説明会の内容が理解されていない記入があり、その確認・理解をしてもらうためにシステム部や、ＰＣ管理者（課長職を含む）に電話・メール連絡を繰り返している。
（２）プロジェクトの最終日時に近いので、高揚した気分の裏に焦りを感じながらも、「対策は打っている」とあまり反省していません。
〈情報〉
・右記のように対策はなんとか打てているという甘い自己認識がある。
・昨日、月曜朝（週の仕事初めなので）嘔吐したが、あとで妻に「自分に酔ってるから」と釈明した。
・ここ数週間、妻と家族以外の他人（もちろん会社の人含め）全員が敵に見える。
ある意味、自分らしいのですが、もしかして躁なのかな？ と感じています。
先生のご意見と、もし躁状態だった場合の対策等教えてください。

巽宇宙

巽さん

躁状態の可能性は否定しきれません。典型例ではありませんが、典型例になったらまずいでしょう。

これとよく似た状態に、アクティベーション・シンドロームというのがあります。SSRI[*6]服用中に、焦燥感が強くなったり、敵意・攻撃性が強くなることです。両者とも、対応はSSRIの減薬です。ただし、SSRIは急に中断すると「中断症候群」という離脱症状が出るので、突然やめてはいけません。

巽さんは、今パキシル二〇mgを飲んでいますから、これを一日置きにして下さい。徐々に、間隔を空けて行きます。

気分安定薬、以前使用したことがある、リーマスを併用しておくのも長期的に見れば、予防的でしょう。

まずは、パキシルを今日やめ、明日飲むという風にしてみて下さい。この間隔なら、離脱は起きません。

*6　SSRI：選択的セロトニン再取り込み阻害薬。うつ病では、脳内で、セロトニンやノルアドレナリンなど、感情に関わる神経伝達物質が不足しています。SSRIはおもにセロトニンの再取込みを阻害し、セロトニン不足を改善する作用があります。（『よくわかるうつ病』（NHK出版）より引用）

早目に、受診してもらうのがいいでしょう。

あと、念のため、お酒を呑みすぎということはありませんか？　酒が抜けきらずに仕事に行くと、似たような事が起きることがあります。

二度の入院

私の入院期間は、二回とも二カ月間だった。しかもともに四月中旬からの入院で、新年度の異なった仕事への配置替え（ホームズらが作成した社会的再適応評価尺度によるとストレスが高いとされる）の影響もあったと思われる。私が四月に躁状態になりやすいことは、食品メーカーBの担当保健師にもよく注意される。

二〇一二年七月課長までもう少しのポジションに昇格したが、出世を目標に生きていくのは難しいとしか思えなかった。そこで再び格闘技を始めることにした。職場から歩いて行けるキックボクシングジムに通い始めた。数カ月して練習をしている私に、会長が試合に出るよう勧めてくれた。四〇歳以上同士の試合・大会があるという。やはり私は格闘技、そして試合が好きだったのだろう。少し考えて出てみようと決めた。⑮四〇歳以上の試合ではあったが二連勝（ともに一ＲＫＯ）して、三戦目はプロでやりたいと言い始めた。結局この試合で勝ったらプロになることになった。しかも相手は私の当時の年齢（四二歳）の半分以下で、私が双極性障害であることもカミングアウトされることになっていた。それが、急になくなったという連絡が来た。それで怒りと悲しみが同時に来て、そのときには、この気持ちの持っていき場がなかった。

次の日朝一番でHクリニックに行くと、双極性障害躁状態で即入院と言われた。パキシルを処方の三倍量（極量）まで飲んでいたらしい（パキシルは抗うつ薬で効果が強い。持ち上げる効果が強いので、躁転といってハイになることがある。ハイになった際に自死を図る人もいる）。前夜は、会社から知り合い数人のブログのコメント欄に、「私は殺されます」と書いたのを覚えている。記憶がおぼろげで、それ以外のことは思い出せない。しかし今振り返るとショックがあったのだろう。ブログへの書き込みも、双極性障害躁状態の症状である、無意味な非目標指向性の活動であったのかもしれない。

妻の認識との違い

妻の認識は私とはまったく異なるものだった。妻は一連のキックボクシングの試合から一度目の入院について、以下のように考えていたようだ。

二〇一三年に突然キックボクシングを始め出す。病気のため、体重の増減なども激しく運動もまったくやらなかったので当初フィットネスの延長だと思って賛成したが、通い始めてすぐに躁転。試合に出るといい出し、同世代の出るアマチュア試合に二試合出て簡単に勝利。さらに躁転。アマチュアの試合に出る前から躁転し、「運動」「試合に出て、勝つ」ことが目的ではなく、完全に「過去に注目されていた頃に戻る」ことが第一の目的になってしまい、試合に対する充分な体力づくりや練習などをほとんどしないまま、とにかく注目を浴びたくて格闘技関係者、メディア関係者に深夜早朝関係なく執拗に連絡を取り続け、ほとんど寝ない状態。

アマチュアの試合にもかかわらず、事前の大会でリング上からあいさつできるよう提案し（採用された）、思うような周囲の反応が得られないと、ヒートアップして臨床心理師に勧められたツイッターを家族に内緒で始め、前社の上司ＩＭ部長の多くの社員へのパワハラと思われる行為を週刊誌へリークしたりした。このままでは取り返しのつかないことになり兼ねない、と主治医に強く訴え、Ｆ病院を紹介していただき、外来診察後、即日医療保護入院[*7]となった。

私と妻のどちらが正しいのか分からないが、入院の理由に大きな相違が見られる。

・私：パキシルによる躁転、

・妻：Ｈ先生に危険を訴え、医療保護入院。

ただし、両者とも正しい場合も考えられる。

二〇一四年四月一五日F病院に入院となったが、当初一週間くらいは完全に隔離された（基本的に診察・食事が運ばれてくるとき以外は、看護士とも接触できなかった）。初日から「あしたのジョー」の矢吹丈を真似して、ベッドを壁に立てかけて（ベッドに）パンチの練習をしたが、予想通り怒られただけだった。隔離の期間も延長されたかもしれない。

今振り返るととにかく退屈だった。そのときには、かなり虐げられた環境だと考えていた。入院して数日して主治医が診察に来たときに、「まだパキシルでパワーがみなぎっています」と答えた場面を覚えている。そう答えると、入院・隔離が長引くと思われるのに、正直な返答だ。とにかく一日が過ぎるのが妙に遅く感じられかなり苦しかったが、今まで経験したつらいことを思い出して乗り越えた。ちなみに以下の日程で母に入電している。一四日（入院前日）「殺される。会社やめる」、二一日「虐待」と語ったメモが残っていた。

入院後二カ月で退院でき（喜ばしいことだった）、六月一二日退院直後に光トポグラフィー

＊7　医療保護入院：医療と保護のために入院の必要があると判断され、患者本人の代わりに家族等が患者本人の入院に同意する場合、精神保健指定医の診察により、医療保護入院となります。（https://www.mhlw.go.jp/kokoro/support/hospitalization.html）

（反復性経頭蓋磁気刺激療法rＴＭＳ[*8]）の説明会のためＳメンタルクリニックへ行き、初めての入院直後ゆえに藁をもすがりたい気持ちで試してみたが、一〇〇万円以上という高価格と美容系会社が説明しているうさん臭さゆえに、やめた。ちなみに実際に使用してみて双極性障害であると診断されたが、どういう機械で、どういうロジックで双極性障害と診断されたかも、体感もまったく覚えてない（実際は、頭に装置を取り付けて一五分程度質問に答える）。

　復職するまでのさらに五カ月間、双極性障害の書籍を読み漁った。ほとんどの人が途中で挫折する『バイポーラーワークブック』[*9]も読破した。知識も相当ついたはずだ。一種の心理教育[*10]だったのだろう。当然同じ過ちは繰り返さないだろうという自信はあった。ただ課長が変わり、業務負荷が重くなっていた。興味のない分野の業務をしているから業務負荷を感じていたのかもしれない。

⑯二〇一五年五月ツイッターの使用を禁止されて、代わりに悪徳マッチング・アプリに入会し、一人とも出会わないまま約八〇万円失う。たしか一通送る・開くのにそれぞれ二五〇円くらいかかっていた記憶がある。大金になっているのは分かっていたが焦りはほとんどなく、そのときはもうどうでもいいやと多人数同時に送りまくっていた。これは、双極性障害躁状態の症状である、制御のきかない買いあさり・性的無分別など困った結果につながる可能性が高い活動に当たるだろう。今振り返ると、馬鹿らしくまた恥ずかしい

限りだ。当然それ以後現在もクレジットカードは持たされてない。

二〇一六年五月一日キックボクシングでもプロデビュー。家の近くのキックボクシングジムから、齢四二歳にしてプロデビューも、一R二四秒でTKO負。パンチを二発スカされたところまでは覚えているが、その後の記憶は残ってない。練習を含め、格闘技を完全にやめることにした。寂しいと感じつつ、そのときは男に二言はないと考えていた。その後五年以上経った現在まで、格闘技は観戦専門である。

格闘技を完全にやめるとツイートしたところ、NPO法人Kの「引退お疲れさまでした」というツイートを見つけた。そこで、何かできることはないかと問い合わせてみたところ、二〇一七年一〇月八日に、双極性障害について講演会を行うことになった。たしか六〇名

＊8　反復性経頭蓋磁気刺激療法rTMS：左前頭部にコイルを当てて、磁場を与えることで脳の中に電流を起こさせて刺激する治療法です。うつ病に対しては、抗うつ薬と同様の有効性が示されています。（加藤忠史『双極性障害（第二版）』（ちくま新書）一二七頁より引用）
＊9　『バイポーラーワークブック』（星和書店）：双極性障害に対する認知行動療法などのコントロール法をワークシート形式で学べる本。かなり厚いので、読み終えた満足感も得られた。
＊10　心理教育：心理教育と単なる疾患教育との違いは、病気について勉強していただきながら、患者さんの心に起きるその病気に対する反応も十分に把握し、理解しながら進めていくということです。（加藤忠史『双極性障害（第二版）』（ちくま新書）一三二頁より引用）

程度で満員となり嬉しかった。その後自費でその法人の経営する千葉のデイケア施設に遊びに行った。帰りに、事前準備がキツすぎるので以後関わりは持てないと言われ、他団体からの新たな講演依頼など一切教えてくれなかった。このときは、怒りの矛先が見つからなかった。

躁状態が続く

二〇一八年は年明けから四月中旬まで怒涛のように躁状態と思われるエピソードが続く。しかも強い躁状態だったので、普段なら感じられるような、躁状態の行動しようとする気持ちと止めようとする正常な感情との葛藤が、感じられなくなっていたと思う。今考えると私の躁状態は、「躁状態とそれを止めようとする葛藤の不在（普段ならやろう⇔やるまいという葛藤があるが、とにかくやってしまう）・躁状態の行動の突出」という特徴もあるようだ。元旦から失禁してしまい、自分で後処理をして（今振り返ると、不充分だったと思われる）、予定通り妻の実家に行く。妻は怒りからか、一緒に来なかった。つまり私一人で、妻の実家に元旦のあいさつに行った。義父・義母には真実をそのまま話したし、快く迎えてくれたと思う。

一月に食品メーカーAの元上司たちと会食し、そこでの昔話から自分の強みと本当にやりたい仕事はスポーツフーズの開発・マーケティングだと考え直し、⑰食品メーカーBの上司を無理やり説得して、食品メーカーAのJ部長・K本部長に面接に行く手はずを整えたつもりだった。J部長には会うことができたが、K本部長には朝自宅に電話をかけても、いないふりをされた。そのため、当日は直接本部を訪れた。元同期に中に入れてもらい部屋に入ったが、元先輩たちに追い出された。なぜか怒りも追い出される体感も、それほど感じなかった。そもそも本気で転職しようとしていたのだろうか? ちなみに食品メーカーBの上司には、同行してもらったHクリニックの診察中に土下座して許してもらった。実は、大して反省などしていなかった。今振り返ると、大事にならなくてよかったという安心感がある。後で何も苦情を言ってこなかった食品メーカーAをありがたく考えている。

誕生日の翌日一月二四日⑱自ずから警察に出頭した。まったく記憶にないが、突然妻に「会社を辞めた」と連絡、会社を早退しHクリニックに行ったらしい。その後電車の中でLINEをしているところから記憶は残っているが、急に皆から追われている感覚になり、D線T駅で降りた。駅構内の自販機が食品メーカーBと食品メーカーAのものだったので、売れ筋商品を買って自販機の前に並べた。その状態で「誰か私を捕まえてください」と数回叫び、親切な人が警察署の場所を教えてくれた。そのままT警察署に出頭したが、家族(妻・両親)を呼び出された上で、逮捕する理由がないと諭された。もしかして遊び心を感じ、そのときには、意外にその場を楽しめると考えていたのかもしれない。このとき親は「もう最後だ」と思ったらしい。そのときの自分を振り返ってみると、高揚とした気分の裏側にある焦りや不安などはまったく感じていなかった（私特有の躁状態の行動の突出が見られる）。警察に安心でき、そのときには、驚くほど丁重な扱いを受けてありがたいとさえ考えていた。これらのことは、「克服に向かって（七一頁）」の節で自尊心の説明とともにより深く考察する。

その後深夜・早朝度重なる電話とＬＩＮＥ。これもまったく記憶にないが、電話で人を殴ったので捕まったと大嘘をつき、親には妻が猫を置いて家を出たというまったくの大嘘をついていたらしい。今まで話を誇大解釈したり事実を勘違いしたり盛ったりすることはあっても、大嘘をつくのははじめて、というのが妻の言葉だ。記憶がない部分があるので判断できないところもあるが、人を殴っていたら私の場合武器所持になるので、それこそ警察が許してくれなかっただろう。

⑲この頃広告代理店Ｅ・ＳＭ局ＴＯ担当として、仕事をしたいと考えるようになった。東大少林寺拳法部時代の広告代理店Ｅの先輩と飲んだときに、他の先輩が局長（本部長レベル）の最年少記録を作ったと聞かされた。この話を聞いただけで、転職できると思い込んでしまった。食品メーカーＢの上司にも広告代理店Ｅの知り合い全員の名を挙げて伝えて

いた（転職したいという意図は伝わっていなかったのかもしれない）。まったく記憶にないが「広告代理店Eの巽です。転職しました」と昼夜深夜早朝問わず電話をかけまくっていたらしい。そのときは受かっても・いや受けてもいないのに何を考えていたのだろうか？　新卒で広告代理店Eに落ちたことに関係があるのだろうか？　どちらにしろ今振り返って考えると、恥ずかしい限りだ。一体誰にかけていたのだろうか？　たしかに実家からも、電話がかかってきたと聞いた。この頃は、寝ないで二四時間スマホ操作または電話、通話時間も普段の一〇倍近くあった。言動も荒く、言葉も支離滅裂、目の前にあるものに気づかないなど、今までの躁状態と大きく違う状態だったらしい（妻の言葉より）。

⓴三月八日早朝覚醒、意識障害、うめき、失禁。下半身を露出したまま外出しようとした動画を妻が撮影しHクリニックに行く。クリニックに電話した時点からF病院に入院の連絡をしてもらうが、私が拒否したらしい。当時の主治医が動画を見て、「これはヤバいですね」と言われたこと以外まったく記憶がないが、今振り返るとF病院への入院に恐怖を感じていたのかもしれない。

三月九日食品メーカーBのメンタル医と面談。正式出社まで一カ月様子を見るという最終段階に突入。

㉑四月中旬、愛猫がモデルの広告が初めて雑誌に掲載された。しかも表二（表紙裏）の掲

載だった。子供のいない私（リーマスを服用していると心奇形の子供が生まれる確率が上がるため）にとっては、本当に喜ばしいことだった。愛猫と広告を並べて写真を撮り、LINEで友人に一〇〇件以上送りまくった。今振り返っても、いわゆる親バカとはこういうものかと喜びを感じつつ、愛猫をモデルに使っていただいた、食品メーカーA時代の取締役（ペットフードメーカーを起業された）には頭が上がらない。

二〜三日後にHクリニックに行くと再度双極性障害躁状態で即入院となった。㉒ちなみに入院直前の業務も、今考えるとヒドかった。たしか入院の前日だったと思うが、いくつかのメーリングリストに「今日の業務は、本当にやりたいことを考える、にします。もちろん一日中」と『七つの習慣』[*11]からパクったメールをした（堀有伸氏が心配してメールを返信してくれた）。自分が正しく先端のことをやっていると思いながらも、大好きな格闘技の動画を見ながら、私の業務を分かっているはずのない部門長に業務の相談に行った。今でもそのとき見ていた楽しい格闘技動画とその感覚を思い出す。しかし、部門長はじめ他の社員がよく許してくれたものだ。ちなみに、この日の朝母に電話し、希死念慮・死に関する言葉を多く語っていたらしい。

二度目の入院

二〇一八年の四月一九日二度目に入院したときは、もう死ぬつもりだった。自分が見ている情景が、異次元のものに見えた。自死すれば本当の世界に戻れると思った。たとえ自分が本当の世界にいても、同じ症状で二度も入院を繰り返し、死んでしまっても構わないとさえ思っていた。三日以内に家族が面会に来なかったら、死のうと決めた。三日目に両親が面会に来た。四日目に妻が面会に来た。まず治すこと、それが先決だと考え方を変えた。今でも治すことを最優先にしている（入院直後の面会は止めてもらうよう病院から注意があったそうだ）。

幸い入院先は、一度目の入院のときの不満足さもあり、G病院に変えていた。前半は隔離されて離れた病棟にいたが、看護師たちが言うことを聞いてくれるのをいいことに、冷たい水が飲みたいから持って来いだの、何時に戻って来いだの、何でも言い放っていた。双極性障害躁状態でよく見られるように自分が偉くなったと思っていたのかもしれない。ちなみに最初の一週間弱は、主治医の悪口を、夜病院中に聞こえる大声で叫んでいた。今

＊11『七つの習慣』（キングベアー出版）：仕事や家庭を始め人生における成功には法則があるとして、著者スティーブン・R・コヴィーが「成功者が身に着けている習慣」を七つに分類したもの。私の場合、第二の習慣の個人的なミッション・ステートメントを学ぼうとしたと思われる。

表3　入院した病院の比較

	F病院	G病院
医師	△×	△○
医師数	△	○
スタッフ	ソーシャルワーカー	看護師多
部屋	他疾患と同部屋	双極性障害のみ
経営	医療法人	都立
交通の便	悪	普通

振り返ると怒りを感じ、そのときには、躁の絶頂期だから何をしていてもおかしくないと考える。後半は、すべて双極性障害者だけの病棟（当初はなぜか移るのを嫌がった）で、双極性障害の具体的病状（ずっと倒れたままの女性や、主治医を上から目線で呼ぶ中年男性）を客観視しながら二カ月後に退院した。退院したことによる喜びは図り知れないものであっただろう。そのときには、かなり安定していたので、双極性障害躁状態で見られるおかしな行動はしていないと思われる。

退院した後、一度目の入院のようにＨクリニックに戻らず、Ｇ病院で診療を続けることにした。なぜそうなったのか、入院した二病院を比較してみよう（表3参照）。

Ｆ病院の医師の診断は三分。交通の便が

悪く、鉄道の最寄駅から専用バスに乗らなければならない。ソーシャルワーカーが、良い人だった記憶が大きい。一方G病院には、今でも通院しているが、しっかりしている病院だという印象を受けている。精神科医も二八名（二〇二一・七・二三病院HPより）いる。入院したときも隔離された病棟から解放された後、双極性障害者のみの部屋で生活した（もちろん個室のベッドあり）。以上より、F病院からHクリニックに戻ったが、G病院で診療を続けていることも理解してもらえると思う。

一度目の入院時は、法定の傷病手当金をいただけたので、何とか食べていくことはできた。しかし法定上は一年半しか支給されないので、二度目の入院後自宅療養中に期限に引っかかった。数カ月何ももらえず焦った後、食品メーカーBではその後会社独自の形で二年半もらえることがわかった。本当にありがたかった。

克服に向かって

㉓二〇一八年夏頃（二度目の入院から退院して休職中）長期の中等度のうつ状態にありほとんど毎日寝ていた。一〇月に双極性障害のうつ状態に有効な非定型抗精神病薬クエチアピンに同非定型抗精神病薬エビリファイを追加してもらったら、安定した状態に戻った。安

定するまでは、ずっと寝ているばかりで、自分でも復職できるか不安だった。そのときには、何とかなるという考えも曖昧だった。妻に「このままだと会社に戻れなくなっちゃうよ」と語りかけられた場面は忘れられない。

今振り返ると、最後の本格的なうつ状態なので、悲しんでいたと思われるが、むしろ懐かしさのようなものを感じる。その頃、妻の書籍出版準備のため一人にしてほしいとの要望を受け、一週間キックボクシングのジムに泊まり込む。自分の練習をしていたわけではなく、若干指導することで寝場所を確保できた。ジム生には不審がられたが、ちゃんとした説明は面倒でしなかった。

二〇一九年七月に一年三カ月ぶりに復職、同じ年の七月一七日から毎日睡眠時間をモニタリングすることを始めた（図2参照）。その後状態は比較的安定している。特に二〇二一年四〜五月以降九月下旬まで、睡眠時間がきわめて安定している。ちなみに双極性障害は、寛解しても完治はしない。同病の坂口恭平氏が、「原因も分からない。脳のどこが悪いのかもわからない。薬がどのように効くのかもわからない。（中略）なんで一生治らないってことだけは断言するのか」（坂口恭平『躁鬱大学』（新潮社）一八頁）と書いている。主治医の説明によると、寛解してもいつ再発するか分からない病気なのだそうだ。数十年後に急に再発することもあるらしい。

図2　睡眠時間（2019年7月17日より）

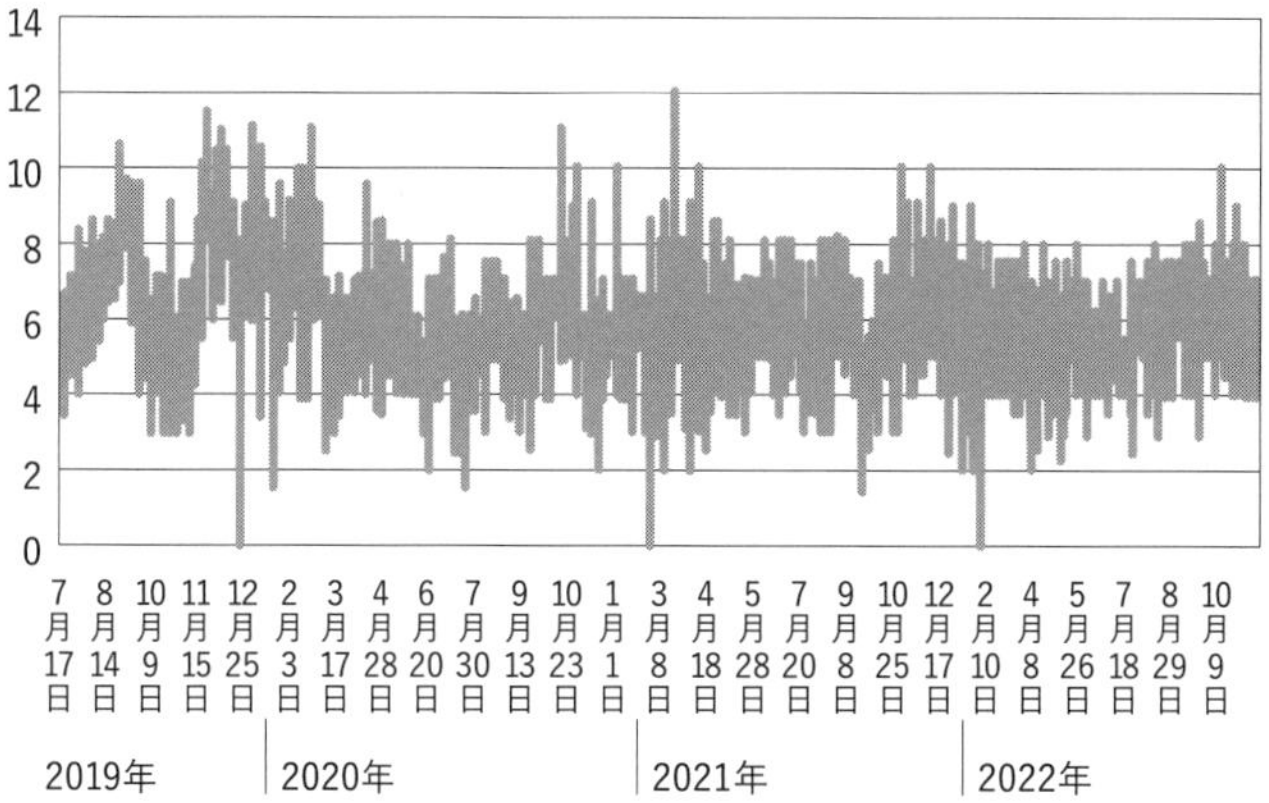

私のモニタリング方法は、対人関係・社会リズム療法（「毎日の起床、入眠時間や食事、出勤などの時間の目標を決め、毎日、これらの時間を記録しながら、生活リズムを守るようにしていきます」（加藤忠史『双極性障害（第二版）』（ちくま新書）一四〇頁））のうちでも重要と思われる毎日の睡眠時間を記録・グラフ化し、週単位で平均値も算出するものだ。

これまで数回躁・うつ状態（睡眠時間の減少・増加）になりかけたが、その度に薬物療法など何らかの対策をとって回避した。躁・うつ状態が抑まる体感もあった。二〇一九年〜のグラフ上も、睡眠時間の多い・少ない波が見られ、気分の躁うつと相関していると思われる。さらに前述の通り、二〇二一年四、五月辺りから波も上下動が抑まり、かなり安定してきていると思われる。この安定は九月下旬まで続き、そこから薬の飲み忘れが原因で躁状態に入り、一〇月一三日に主治医に「現状態で入院している患者もいますよ」と言われた。そこから与えられた一週間、会社を休み、睡眠薬を増やし（昼寝・朝寝をし）、クラブハウスを削除した結果、入院という選択肢は避けることができた。そして一一月頃より反動で軽いうつ状態になるが、重いものにはなっていない。その後二〇二二年三月頃より再び安定している。

それ以外にモニタリングに一日のＬＩＮＥの送数概数と一日に摂取したおおよそのアルコール量も加えている（ＬＩＮＥとクラブハウス以外のＳＮＳは使用を禁止されている）。ちなみにクラブハウスでは、ルームを立てた日の睡眠時間が短くなる傾向がある（就寝時間が同じでも）。

今後の治療方針を伺いたく、現主治医に診断書を二〇二〇年九月二四日付けで書いてもらった。内容は以下の通りである。

「双極性障害の診断にて二〇一八年四月一九日にＧ病院に初診して以降、治療を継続している。二〇二〇年一月八日以降以下の処方である。

・気分安定薬リーマス一二〇〇mg

・非定型抗精神病薬クエチアピン五〇〇mg

・非定型抗精神病薬ビプレッソ（クエチアピン徐放錠）一〇〇mg
・非定型抗精神病薬エビリファイ二四mg
・睡眠薬ルネスタ三mg
・睡眠薬フルニトラゼパム一・五mg

短期的には就労を継続する中で、病状が安定するような薬物治療のあり方を、本人と話し合いながら探っていく方針である。中長期的には、処方を変更せずとも長期安定可能な処方を継続し、本人が希望するような社会参画が継続できるように支援をしていく方針である」

この社会参画とは、本書を出版することであり、すなわち「双極性障害を広く正しく伝えること」である。かつて行った講演も、友人の榎木英介氏にYahoo Newsに載せていただいたことも、同目的で行った。

個人的には、最大量服用しているリーマスとエビリファイを減量したいと思っている。特にリーマスは、副作用をなくすレベルまで減量したい。

ここで、自分が取った行動・エピソード❶〜㉓についてDSM-V操作的診断基準に従って振り返り、何が双極性障害のエピソードで何がそうでなかったか区分けをしてみよう。

DSM-V操作的診断基準の躁・軽躁状態

①自尊心の肥大・誇大が見られる。

「自尊心(self-esteem)は心理的生存に不可欠である。これは生存のための必要条件であり、これなしでは基本的な欲求が満たされず、人生は非常に苦痛に満ちたものとなりかねない。

人間を他の動物から識別する主要な要因のひとつは、自己についての認識、すなわち、アイデンティティを形成し、それに価値を与えることである。換言すると、人間は自分がどのような存在であるかを定義し、そのアイデンティティが好きか否かを決める能力がある。自尊心の問題とは、人間のこの判断能力の問題である」(マシューマッケイ&パトリックファニング『自尊心の育て方』(金剛出版)一一頁)

「批評家は人生早期のあなたの親との関わりの中で生まれる。小児期を通じて、どのような振る舞いが許されるか、どれが危険か、どれが道徳的に誤っているか、どうすれば愛されるか、何が人を困らせるかといったことを、親はあなたに教える。適切な行動については、親はあなたを抱きしめたり、誉めたりし、危険で、誤っていて、他者を煩わせる行動を罰する。罰を受けるような非常に多くの状況を経験しないで、成

長することは不可能である」(同三三一、三三三頁)

私と父との関係は、多分異質だったと思う。小児期に父は絶対的存在だった。罰則として線香の火を私の足の小指につけられていたことは本章の冒頭の節で述べた。中学時の定期テストで数学は、満点を取らないと怒られた(父が数学を得意科目としていたため。数学の予習には付き合ってくれた)。

そう考えると、私の自尊心は中学まで同級生と比べて低かったと思われる。高校で、父親の習っていた剣道ではなく、本当に興味のあった空手を始めたことにより、自尊心が同級生と同じレベルになったと思われる。そして、父が合格できなかった東大に合格できたことにより、完全に父を追い越した喜びがあった。東大合格は父の期待通りになることと、父とは独立した一人の人間になることの両者を達成することであった。もちろん自尊心は同級生より高くなっていたと思う(東大生は皆高いのかもしれないが)。

幼少期の私は本当に父を絶対的な存在と思っていたのか? 父はビジネスマンとしても父親としても完璧だったのか? どれも完璧ではなかった。でも自分が一番だと思っていたようだ。そんな父に逆らうことなどできず、私は父を絶対的存在と感じていたと思う。逆に、父は私をどう思っていたのだろうか? 父は私を溺愛していたのか? だから私の足の小指に線香の火をつけたのか（知人から虐待と言われたこともある）？　溺愛していたと思う。私がうつ病と診断されたとき、もっともショックを受けたのは、父だった。今でも私が病気であることを親戚にも伝えていない。線香を押し付けること、私は本当に宇宙飛行士になりたかったのか？　親の期待通りになりたかったのか？　ただ独立して一人の立派な人になりたかったのか？　どちらも当てはまると思う。実際、私は宇宙飛行士になりたかった。

❺の修斗で勝利後、相手へのリスペクトなく俺は強いと言ったこと、❻の修斗でマスコミに注目されてから、❽の食品メーカーAから食品メーカーBへの転職、⓳の食品メーカーBから広告代理店Eへより困難な転職を考えたときにも、自尊心の誇大・肥大が見られる。修斗では、目立つことが自尊心の誇大に関わっていたのだろう。転職は逆に、自尊心の肥大が自信を高めてしまうのかもしれない。

この自尊心の高さは、モテなかったことに対する強い劣等感が表裏一体となっていると思われる。その劣等感は小中時代から始まったと思う。小四～六年のとき、毎年運動会でリレーの選手に選ばれたが、（運動も勉強もできる男子はモテたが）まったくモテなかった。

男女別学だった高校時代にはモテたいという気持ちは少し休止したものの、東大入学後もまったくモテず、劣等感はどんどん強くなった。修斗で目立つ存在になってからやっとモテるようになった。とにかくモテるために、自己研鑽（中高生のときは勉強、大学・大学院生のときは強くなること、その他高い服を買うことや床屋に行かなくてもできる個性的な髪型）は人の何倍もしたと思う。欲求不満が強すぎて、自尊心も成熟しなかったのではないか。

②睡眠欲求の減少が見られる。

六つのエピソードで見られた。そのうち⓱⓳⓴の三つのエピソードは二度目の入院直前である。⓳の下半身を露出したまま外出しようとし、入院を拒否、⓴の食品メーカーBから広告代理店Eへの転職を考慮した件については、早朝から行動していたと妻に記録されている。⓳⓴の二エピソードとも記憶がない部分もあり、恥ずかしいことだったと振り返っている。

⑥目標指向性の活動の増加、または精神運動焦燥が見られる。

一四個のエピソードで見られる。そのうち一一個のエピソードが目標指向性の活動であり、受験・格闘技の練習・会社の業務など黙々とこなすタイプであり、双極性障害はそれをベースとした疾患だと推測する。特に中高生のときから❶の中三夏期講習が終わってから深夜〇時まで寝て、それから朝まで予習、❷の空手の普段の練習千本突きの、十倍の万本突きと「自分の体を大切にしない」傾向がある。❷では、力強さ・楽しみを感じているが、❶で不安・うんざりといった感情があった。成功するには必要な要因でもあるとともに、もしこの時点で発症していたら、病気を悪化する要因でもあったと思われる。同病の坂口恭平氏が『躁鬱大学』（新潮社）で「普通、中高時代より好調と不調の時期があったはずです」（六八頁）と書いている。私も上記のように、中学三年で不調の時期を、おそらく高校二年に好調の時期を経験している。

❸〜❻の修斗でプロ選手であった五〜六年の間に双極性障害を発症した可能性が高いと考えている。

❸一九九四年：地獄の合宿
❹一九九五年五月：プロデビュー
❻一九九七年一月辺り：東大生プロ格闘家として一般マスコミに複数回取り上げられる
❺一九九九〜二〇〇〇年：（引退する前に）勝利した二試合

すべて目標指向性の活動の増加が見られる。DSM-V操作的診断基準の症状の個数（三個以上）から、私自身は❺の一九九九〜二〇〇〇年に発症したと推測している。しかし同期の和道稔之がプロデビュー時から症状が見られたと、次のように述べている。「話し方がプロになってからキツくなったような気がします。たしかにアマのときとは別人のようでした。ジムの後輩とかに聞けばもっと分かりやすいと思いますよ。怖かったと思います」。たしかに双極性障害躁状態の症状として「思い通りにならないと、ひどく怒ることもあります」とある。

また前述の通り母は、❻のマスコミで取り上げられるようになってから、双極性障害になったと推測している。一九九七年より、引き分け→いい試合をして勝利（→引き分け→いい試合をして勝利）を繰り返すが、試合内容に落ち込む→めちゃくちゃ練習して勝つ（→試合内容に落ち込む→めちゃくちゃ練習して勝つ）というのを繰り返していた。まさに躁うつを繰り返している。ちなみに初の敗北をして落ち込みが小さかった理由として、前の彼女の存在があったと思う。敗北した試合から半年も待たずに同棲し、結婚の直前まで行った。ちなみに最初のタイトルマッチで朝日昇さんと引き分けた直後も、今の妻から電話がかかってきて、付き合うことになった。

⑦困った結果につながる可能性の高い活動に熱中すること。

⓰⓱⓲⓳の四つのエピソードで見られる。⓱の食品メーカーBから食品メーカーAや⓳の広告代理店E・TO担当に転職しようとした。原因は分かりやすい。自分の本当にやりたい仕事ができていないからである。そして⓲の自ら警察への出頭もなりたい自分になれ

ていない自分に、罪の意識を感じていたのではないだろうか？ 実際この行動は、誕生日の次の日に行われており、この歳になってもまだできていない、という思考は容易に推測される。

私には弁護士の知り合いが四人いるが、一度目と二度目の入院のあいだに、いっぺんに全員に電話したことがある。大した用があったわけでもないのにおかしい。なりたい自分になれない自分に罪の意識を感じていたと考えるとしっくりくる（うつ状態ではないと思われるので、DSM操作的診断基準うつ状態⑦の不適切な罪責感ではないと思われる）。

またまったく異なる業界の広告代理店Eに受かると思ってしまうことは、①自尊心の肥大が原因だろうと先ほど述べた。前述のように二〇一六年五月一日にキックボクシングのプロデビューを行い、秒殺されている。また二〇一七年一〇月八日に双極性障害の講演を行い満員となるが、主催のNPO法人Kから、事前に完璧を求めすぎるので今後は歩を並べては行けないと言われた。

これらの要求が高過ぎるエピソードは、自尊心の誇大による躁状態を引き起こし、二度目の入院（二〇一八年四月一九日）につながったと、充分に考えられる。一度目の入院も、一度は達成したと思ったキックボクシングのプロ前哨戦という、少し誇大気味の自尊心が一気に失われた（なりたいものになれなかった）、という図式が成り立つ。

「自尊心の本質は、自己へのコンパッション（同情）である。自分自身に対してコンパッションを抱くことができれば、本来の自分を理解し、受け入れることができる。失敗したとしても、自分を許すことができる」（マシュー・マッケイ＆パトリックファニング『自尊心の育て方』（金剛出版）一二三頁）

「もしもあなたにコンパッションがなければ、それを手に入れることができるし、すでに手にしているのであれば、それをさらによいものにすることができる。第二に、コンパッションは、他者のためだけにあなたが感じる何かではない。それはあなた自身に働きかけて、あなたに対して親切で、同情心に満ち、手助けしてくれる。コンパッションのスキルには、理解、受容、寛容の三つの基本的要素がある」（同一二四頁）

「理解しようという試みは、自身と他者との同情に満ちた関係に向けた第一歩である。自分自身や愛する人について何か重要な点を理解することは、あなたの気分や態度をまったく変えてしまう可能性がある」（同一二四頁）

「受容とは、すべての価値判断を控えて、事実をあるがままに認識することである。賛成するのでもなければ、反対するのでもなく、ただ受け入れる」（同一二五頁）

「寛容は理解と受容から湧き上がってくる。理解や受容と同じく、寛容は単なる賛成という意味ではない。これは、過去をありのままに受け流し、現在の自己尊敬を肯定し、よりよい未来に目を向けることを意味する」（同一二六頁）

あなたを傷つけた人に対して、コンパッションの瞑想がある。具体的には以下の通りである。

「あなたは私と同じように人間である。あなたは生き延びようと必死だった。あなたが私を傷つけた時、あなたは必死で生き延びようとしていた。あなたにできなかったことや、あの時点での状況について理解すると、あなたは全力を尽くしていたことが、私にはわかる。私はあなたの動機、恐怖心、希望が理解できる。私も人間だから、それがわかる。あなたがしたことを、私は好きではないかもしれないが、理解できる」

「あなたが私を傷つけたという事実を、私は受け入れる。私はそれが好きではないが、あなたをそれで責めることはしない。過去に起きたことを今変えることはできない」

「私はあなたを赦す。反対したり、賛成したりはできないかもしれないが、私は赦すことはできる。過去は水に流して、白紙に戻ることはできる。私は贖罪を期待する以上のことを知っている。復讐や憤怒を受け流す。私たちの差は過去のものである。私は現在をコントロールできているし、現在のあなたを赦すことができる。私の怒りを

水に流すことができる」(同一四〇 - 一四一頁)

この自尊心の考え方を私の例に当てはめてみると以下のようになる。

理解しようという試みは、自身と他者との同情に満ちた関係に向けた第一歩である。自分自身や愛する人について何か重要な点を理解することは、気分や態度をまったく変えてしまう可能性がある。私は振り返りによって、なりたい自分になれていない自分を理解できた。食品メーカーAや広告代理店Eに転職しようとしたこと、キックボクシングのプロデビューで秒殺されていること、そして警察への出頭なども、なりたい自分になれていないのだと理解できる。

受容は、すべての価値判断を控えて、あるがままに認識することである。賛成するのでもなければ、反対するのでもなく、ただ受け入れる。たとえば、「私は警察に行った。警察は罪を犯した人を裁くところである。私はなりたい自分になれていないことに罪を感じているが、その是非に関わらず、事実にのみ向き合うと受容はできている。

寛容は理解と受容から湧き上がってくる。理解や受容と同じく、寛容は単なる賛成という意味ではない。これは、過去をありのままに受け流し、現在の自己尊敬を肯定し、よりよい未来に目を向けることを意味する。私はなりたい自分になれていないことにより、現在の自己肯定・よりよい未来へ目を向けられていない。よって寛容はできていないのだろう。特に警察への出頭は、なりたい自分になれなかった罪の意識から発した特別な行為であり、あるがままには寛容しきれていないと思われる。

実は、ある警察官とトラブルになった、苦い過去の出来事がある。残業後遅い時間に電車での帰宅途中、D線S駅で降りようとした酔った男性にぶつかられた上に「どけ！」と言われ、気づいたらホームで男性の襟首を掴んでいた。駅員室に行っても、自分は悪くない相手が悪い、と謝らなかったので警察官が呼ばれたが、それでも謝らない私に「あと一〇秒数えて謝らなかったら、お前をこの世からなくすことができるんだからな」と言われた。結局一〇秒数えられたところで謝ったが、警察官＝怖い存在というトラウマになっている。

私を傷つけた警察官に対するコンパションの瞑想も、自尊心の育て方から私の例に当てはめると以下のようになる。

あなたは私と同じように人間である。あなたは生き延びようと必死だった。あなたが私を傷つけたとき、あなたは警察官として、必死にその場を収めようとしていた。あなたがその場を収められなかったことや、あの時点での私が謝らなかった状況について理解すると、あなたがその場を収めるのに全力を尽くしていたことが、私にはわかる。私はあなたのその場を収めようという動機、収められなかったらという恐怖心、私が謝るだろうという希望が理解できる。私も人間だから、それがわかる。あなたが脅したことを、私は好きではないかもしれないが、理解できる。

あなたが私を脅したという事実を、私は受け入れる。私はそれが好きではないが、あなたをそれで責めることはしない。過去に起きたことを今変えることはできない。

私はあなたを赦す。反対したり、賛成したりはできないかもしれないが、私は赦すことはできる。過去は水に流して、白紙に戻ることはできる。私は贖罪を期待する以上のことを知っている。復讐や憤怒を受け流す。私たちの差は過去のものである。私は現在をコントロールできているし、現在あなたを赦すことができる。私の怒りを水に流すことができる。

この瞑想を短期間に数回「二週間に少なくとも五回」(同一四三頁)行うと私は、彼をそして警察官という職業を受け入れ、警察官をその本来の職業(人の戸籍を消すわけでもなければ、罪に当たらないことを咎めるわけでもない)として受け入れるだろう。同様に自分自身に対してのコンパッションの瞑想を行えば、なりたいものになれていない自分自身を寛容することができるだろう。

結果として、なりたい自分になれないことは、なりたい自分になるという自尊心が低い状態である。ただ受け入れて受容し、現在の自己尊敬を肯定してよりよい現在・未来に目を向けて寛容することにより、なりたい自分になれるという自尊心が育つと思われる。

DSM-V操作的診断基準のうつ状態

④ほとんど毎日の不眠または過眠が見られる。

❾の食品メーカーBに転職して一年も経たない頃（休職中）と㉓の二度目の入院後退院して休職中、この二つのエピソードで過眠（うつ状態での不眠は見られない）が見られた。躁・軽躁状態の②の睡眠欲求の減少と合わせ、双極性障害は、睡眠と大きく関わる疾患であり、私の例を見ても睡眠時間の長短が大きく変化し、同時に気分も大きく変化していると思われる。

①抑うつ気分、②興味・喜びの喪失

中核症状のため、ほとんどすべてのうつ病のエピソード、❼の食品メーカーAでパワハラと思われる行為で毎朝嗚咽していたとき、❾の食品メーカーBに転職して一年も経たない頃、㉓の二度目の入院後退院して休職中に当てはまる。興味・喜びの喪失は、何かしら行動することにより一時的になくなることもあるが、結局もとに戻り、その後寝てしまう。

⑥ほとんど毎日の徒労感、または気力の減退が見られる（疲れやすく、休んでも疲れがとれない）
⑦ほとんど毎日の無価値観、または過剰であるか不適切な罪悪感（自分を責めてしまう）

これらもほとんどすべてのうつ病エピソード❼❾㉓で当てはまる。⑦については、自分が取り返しのつかないことをしたと感じている以下三点につき、うつ状態になると再度罪悪感を感じてしまうことがある。

・子供を産むタイミングを失ったこと。
・右耳が突発性難聴と診断され（二〇一六年一一月）、入院もしたが（二〇一六年末〜二〇一七年始）、治らなかったこと。
・運転免許を失効したこと（引越しをしたタイミングで運転免許の更新のお知らせが前の家に届いた）。当時の主治医によると双極性障害の重症度が私のレベルでは（再度）免許をとれないとのこと。

ここでまとめると、私には躁状態の方がうつ状態より、影響が大きいことがわかるだろう。数が圧倒的に多いこと、入院するほど状態が悪いことなどからだ。

上記よりその症状は、ＤＳＭ-Ｖ操作的診断基準の以下に当たるだろう。

①自尊心の肥大、または誇大
②睡眠欲求の減少
⑥目標指向性の活動の増加

改めてDSM-V操作的診断基準で、症状が普段と明らかに異なっているエピソードを羅列する。

・修斗で勝利後、相手へのリスペクトなく、意識せず俺は強いと言ったこと。
・食品メーカーAから食品メーカーBへ転職を考えたこと。
・マッチングアプリに入会し、一人とも会わずに八〇万円使ってしまったこと。
・自ら警察に出頭するが、逮捕されなかったこと。
・広告代理店EのTO担当に転職しよう考えたこと。

第3章
双極性障害の正しい知識

薬物療法

「精神科領域で用いられている薬には、大きく分けて抗精神病薬、抗うつ薬、抗不安薬、気分安定薬、精神刺激薬などがあります」「抗精神病薬は、統合失調症の幻覚・妄想に有効な薬ですが、双極性障害にも有効です。抗精神病薬には、古いタイプの抗精神病薬（定型抗精神病薬あるいは第一世代抗精神病薬）と、新しいタイプの抗精神病薬（非定型抗精神病薬あるいは第二世代抗精神病薬）があります」「双極性障害の治療には非定型抗精神病薬のほうがよく使われます」「気分安定薬は、双極性障害の再発予防に用いられる薬」（加藤忠史『双極性障害（第二版）』（ちくま新書）九四‐九五頁）

気分安定薬は、その名の通り気分を安定させる薬だ。躁うつの波を小さくし、より安定した状態にしてくれる。

「双極性障害を治療する場合には、①躁病エピソードの急性期の治療、②うつ病エピソード（双極うつ病）急性期の治療、③気分エピソード（躁病エピソード、うつ病エピソード）の再発予防、のすべてを考慮して、薬剤を選択しなければならない」「以上の3つの効

図3 2019年9-10月初旬睡眠時間（リーマス→デパケンの置換）

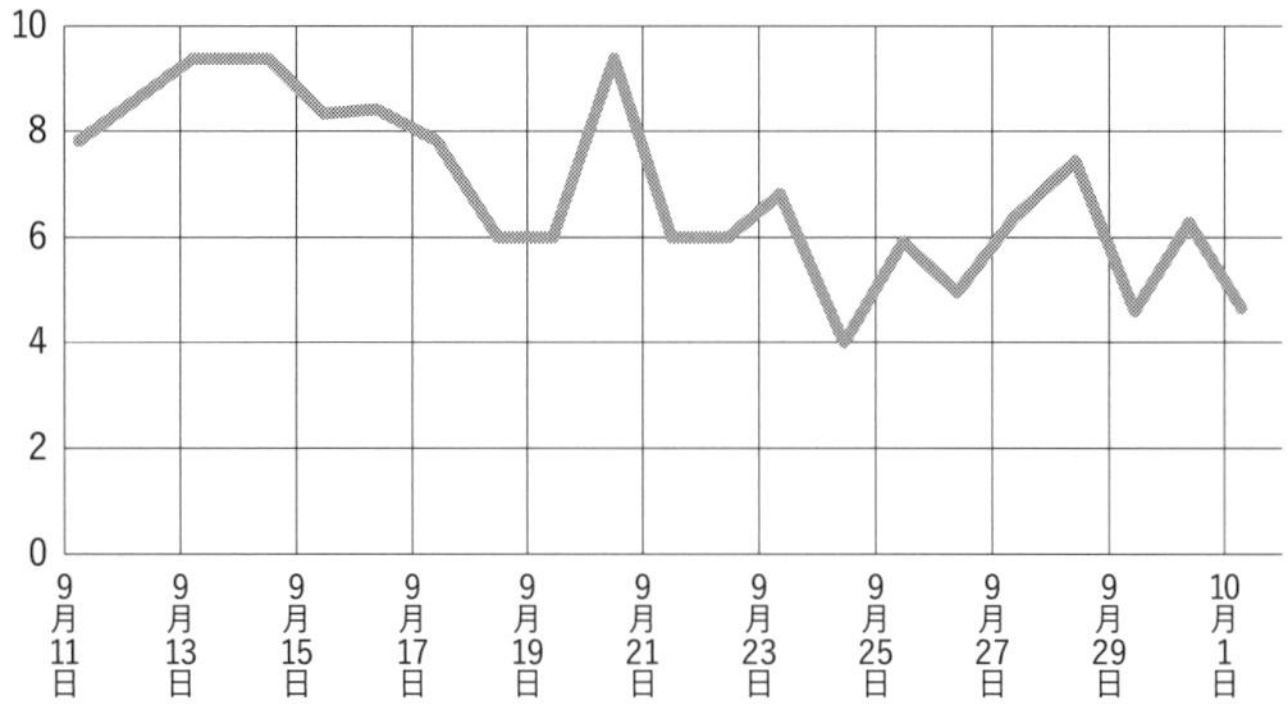

果を明らかに併せもつ薬剤は、現在のところリチウム（炭酸リチウム）以外には存在しない」（『専門医のための精神科臨床リュミエール6双極性障害』（中山書店）一三八頁）

私はリーマス（リチウム）を最大量服用しておりその副作用を懸念して、現在の主治医がリーマスを半減し躁状態に有効性が高い気分安定薬バルプロ酸（デパケン）に置き換えるという処方を、二〇一九年九〜一〇月初旬に行った。しかし睡眠時間が大きく下がり（図3参照）、急ぎもとの処方に戻した。つまり私にはリーマスの効果は高いが、デパケンの効果はほとんど見られない。その処方時は、とにかく焦っていた記憶がある。症状の一つだったのか、その症状に焦っていたのかは、分からない。

またリーマスの副作用である手指の震えで、私は生活に以下のような支障を来たしている。
・電車の中でスマホのボタンをうまく押せない。そもそも私は、あいうえお順に押すタイプだが、同じボタンを正確な回数押せない。または途中で異なるボタンを押してしまう。また一定の箇所を触るだけにしようとしても、押してしまう。
・普通サイズの罫線のノートに字を書けない、文字が崩れてしまう。読みにくく、職場の同僚から、読めないんですけど、と文句を言われたこともある。
・お椀に入ったみそ汁をお盆で運ぶと、こぼれそうになる。コップに入ったジュースも同様である。
・大容量のペットボトルから、飲料をコップに注ぐと、こぼれそうになる（特に開栓した直後）。やかん一杯に入ったお茶を、コップに注ぐときも同様である。
・カウンター式のラーメン店でできあがったラーメンを出されたとき、テーブルの自分の前に下ろせない。蕎麦屋でも同様である。
・小さなものをゴミ箱に投げ入れても入らない。
・手が震えていると他人に指摘されることが数十回あった。小学校一年生の女の子に電車で、「大丈夫ですか？ 手震えてますよ」と言われたこともある。
・マウスをクリックできないことがある。

また椅子に座るときは、つねに前後に上体を揺らしている（体動）し、他の副作用である食欲不振は妻と母に、口渇（つねにジュース等のドリンクを買い置きしている。水・炭酸水では不満足なので、思い違いかもしれない）は妻に指摘されている。

リーマスの副作用の手指の震えを止めるためにβブロッカーを服用することがあるが、現在の主治医は心臓に作用する薬のため、患者に使ったことはないとのこと。二〇二二年九月よりβブロッカーインデラルを試用開始。

二〇二一年の三月三〇日の第6回世界双極性障害デーフォーラムで日本うつ病学会双極性障害委員会委員長の加藤忠史氏が、ゲノム要因→Ca^{2+}+調節障害→感情過剰興奮→情動／認知バランスという仮説について話していたが、Ca^{2+}+調節障害にリチウムが関係しているらしい。

ちなみに情動／認知バランスのところで、認知行動療法が関係しているらしい。私は計三人の心理カウンセリングを経験しており、その中には認知行動療法に近いものもあったが、どれも効果を感じなかった。保険が効かないので、コストパフォーマンスを考えた結

表4 気分安定薬の私への効果

	私への効果	特徴
リーマス	◎	抗躁、抗うつ、予防
デパケン	×	抗躁
カルバマゼピン	○	抗躁
ラミクタール	△	抗うつ、予防

果からの判断かもしれない。

ニルヴァーナのボーカルおよびギター担当カート・コバーン[*12]は、「リチウム」という曲を作曲し、その後ショットガンで自分の頭を撃ち、自死したらしい。

「カルバマゼピンも（中略）躁状態への有効性が日本で発見されました。複数の臨床試験により躁状態に有効であることが証明されており（中略）残念ながら、その後の臨床研究が少なく、予防効果に関するデータは十分とは言えませんが、躁状態への予防にも有効である可能性が指摘されています」（加藤忠史『双極性障害（第二版）』（ちくま新書）一一〇頁）

「双極性障害うつ病エピソードに対す

る（中略）カルバマゼピンの有効性を示唆するエビデンスは乏しい」（『専門医のための精神科臨床リュミエール6双極性障害』（中山書店）一四九頁）

カルバマゼピンは、直近で躁状態になりかけた二〇二一年一〇月一三日に、二〇〇mg処方して効果があったので、反動で来ると思われるうつ状態対策として一一月二四日に再度二〇〇mg処方した。ある程度の効果はあったようだ（表4参照）。

「双極性障害のうつ状態に有効な薬は、現在のところあまりないのです。こうした状況の中で（中略）気分安定薬の他に、非常に注目が高まっているのが、非定型抗精神病薬です。うつ状態に有効な非定型抗精神病薬として最も定評があるのは、クエチアピ

＊12 カート・コバーン：一九六七年二月二〇日アメリカ合衆国生まれ。ミュージシャン、シンガーソングライター。双極性障害羅患は少年時代から。ニルヴァーナの代表的なアルバム「ネヴァーマインド」に「リチウム」という曲が収録されている。けだるいカートのギターリフ（曲のイメージを大きく左右する重要な繰り返しフレーズ）から始まり「僕は今ハッピーだ、なぜなら新しい友達を見つけたからね、そいつは頭の中にいるんだ」と不穏な歌詞がつぶやくように歌われる。一九九四年の春、ロヒプノール（フルニトラゼパム）とシャンパンを過剰に摂取した後、頭を撃ちぬいて自殺した。

ンです。クエチアピンはうつ状態に有効であるとともに、予防効果も報告されており、さらに双極性障害の躁状態にも有効であるということが臨床試験で認められており、双極性障害のうつ状態に対する治療薬として大きな期待がかかっています」（加藤忠史『双極性障害（第二版）』（ちくま新書）一一二頁）「クエチアピンには、普通錠と徐放錠があり（中略）効果に違いはなく、飲み方と副作用が違うだけです」（同一一三頁）

非定型抗精神薬エビリファイは、「躁状態に対する有効性および躁状態の予防効果が確認されており」（同一一四頁）

クエチアピンも最大量服用していたので、半量を徐放錠に切り替えた。安定した状態でうまく切り替えを行えた。また私はクエチアピン（普通錠・徐放錠とも）の副作用による眠気はほとんど感じたことがないと思う。睡眠前に服用しているからかもしれない。それでも徐放錠は長時間眠いはずだ。

私には、エビリファイは、うつ状態に対しても効果があるようだ。かつてHクリニックで処方されたときは体感もあった。ただ二度目の入院時（二〇一八年）に薬を全面的に見直され、新しい処方の中にエビリファイは入っておらず、退院したあたりからうつ状態が続いた。当時の主治医はクエチアピンをメインに考えており、エビリファイを追加するよう説得するのに三カ月〜半年かかった。再処方してから四年、強いうつ状態にはなっていない。また二〇二一年一〇月に躁になりかけた原因が、非定型抗精神病薬エビリファイを四日飲み忘れたことであり、すなわち私にはエビリファイの躁状態に対する効果も高い。

ちなみに2章（七五頁）にあるように、主治医が診断書に「短期的には就労を継続する中で、病状が安定するような薬物治療のあり方を、本人と話し合いながら探っていく」と書いている。大きく考えて、リーマス・エビリファイ・（効果があれば）カルバマゼピンを中心とし、躁になりかけたとき六日間飲み忘れても症状に変化のなかったビプレッソ（クエチアピン徐放錠）を減らしていく方向であると、一一月二四日の診察時に話してくれた。

それにしても、双極性障害専用の薬は少ない。唯一リーマスは該当するが、その作用機序が分かっているわけではない。クエチアピンは統合失調症にも使用されるし、エビリファイは統合失調症・うつ病に使用される。そもそも原因が分からないから、当たり前だと言えば当たり前だ。

睡眠薬は、ルネスタとフルニトラゼパムを服用している。ルネスタは入眠をよくする薬で、フルニトラゼパムは睡眠を長くする薬であると、前の主治医から説明を受けた。実際入眠はよく服薬後一時間以内には寝つけるが、睡眠時間をもう少し長くしたいというのが現状の希望だ。

現在一日計七種一八錠服用しており、睡眠薬とそれ以外に、一包化をしてもらっている。若干の費用はかかるが、飲み忘れがほとんどなくありがたい。ちなみに私は、薬を飲みたくないと感じたことは皆無に近い。飲まないで症状に苦しむよりは、多量に飲んでもより安定する方を選ぶ。うつ状態も躁状態にもなりたくないので断薬したくない。一生薬を飲み続ける覚悟はできている。

うつ病との違い

うつ病を聞いたこともない人はいないと思うが、うつ病の定義から見てみよう。

「一日中気分が落ち込んでいる、何をしても楽しめないといった精神症状とともに、眠れない、食欲がない、疲れやすいなどの身体症状が現れ、日常生活に大きな支障が生じている場合、うつ病の可能性があります。うつ病は、精神的ストレスや身体的ストレスなどを背景に、脳がうまく働かなくなっている状態です。また、うつ病になると、ものの見方や考えが否定的になります」(「知ることから始めようみんなのメンタルヘルス」厚生労働省ＨＰ)

私がHクリニックでうつ病と診断されていた頃、うつ病当時者（特に私）は、should（すべき）、must（しなければならない）という考え方をしてしまう、と言われたのをよく覚えている。実際に自分でも思い当たる節が大いにあり、すべきと思い込んでいること、しなければならないと思い込んでいることを頑張ってもできずに、否定的な見方がさらに否定的になるという、負のスパイラルに陥りやすかった。

うつ病と双極性障害の治療の違いは、大きく二点が挙げられる。一つ目は、治療の目標が違うこと。

「うつ病の治療では、とにかくうつ状態から回復することが治療の目標になります」「双極性障害の場合は、うつ状態が良くなっても、躁状態になったり、うつ状態の再発を繰り返したりする場合が多いため、再発を予防することが治療の目標になります」（加藤忠史『双極性障害（第二版）（ちくま新書）』四六 - 四七頁）

＊13 躁転：うつ状態から急に躁状態に変わってしまうこと。

表5 うつ病と双極性障害の比較

	うつ病	双極性障害
うつ症状	○	○
躁症状	×	○
薬	抗うつ薬	気分安定薬 非定型抗精神病薬
有病率	約6%	0.4〜0.7%

二つ目は、治療に使う薬が違うこと。

「大まかに述べますと、うつ病のうつ状態には抗うつ薬を処方します。しかし、双極Ⅰ、Ⅱ型障害のうつ状態には、抗うつ薬は効きにくく、躁転[*13]を誘発する場合があるので、なるべく使わない方が良いとされているのです。双極性障害の場合には、再発予防効果の期待される、リチウム、ラモトロギンなどの気分安定薬や、非定型抗精神病薬を使います」(同四七頁)

私がうつ病と診断されていた時は体重が九〇kg以上あった。現在うつ状態のときは七〇kg以下をキープしていることを考えると、体重増の原因は抗うつ剤であると考えるのが妥当だろう（それくらいしか相違点が見つからない）。どの薬物が原因だったか分からないが、当時のお薬手帳のデータを手に入れたい（薬局を統一していたわけではないので難しい）。

「日本では、一〇〇人に約六人が生涯のうちにうつ病を経験しているという調査結果があります。また。女性の方が男性よりも一・六倍くらい多いことが知られています」「日本における双極性障害の患者さんの頻度は、重症・軽症の双極性障害あわせても〇・四〜〇・七％といわれています。一、〇〇〇人に四〜七人弱ということで、これは」「うつ病に比べると頻度が少ないといえます」（「知ることから始めようみんなのメンタルヘルス」厚生労働省HP）

双極性障害とアルコール摂取について

2章（三〇頁）に、クラスメートとウォッカを飲んでいたことは書いたが、量もかなり飲んでいた方だと思う。ただ大学三年時には修斗を始めたので、基本的には飲まなくなった。飲むこと自体は楽しめるが飲まなくても平気なタイプのようだ（逆にアルコールを抜いた方が気持ち的にも追い込んだ練習ができたのかもしれない）。一回だけ桜井マッハ速人（二階級上の世界チャンピオン）と打撃のスパーリングをした後に、同期に誘われて飲みに行ったことがあるのを覚えている。

修斗を引退して、また飲むようになった。前の彼女と同棲していたときは、ビールはケース単位で買っていたが、一週間は持たなかったと思う。

父はまったく飲まなかったが、せっかく車で最寄り駅まで迎えに来てくれたのに、私が終点まで寝過ごしたことも数回あった（最終電車が多かったので、仕方なくタクシーで帰った）。父は携帯電話を持っていなかったので、かなり迷惑をかけた。

二〇〇七年食品メーカーBに転職すると、飲酒運転＝クビになると伝えられた。仮に自分が運転していなくてもと言われ、さすが酒類も扱っているメーカーだと驚いたのを覚えている。

ただ二度目の入院後は、飲酒を制限されている。当時の主治医は、自分でそれ以上飲まない自信があるのなら、（月一回のイベント時に）一杯までならいい、と言ってくれた（F病院での一度目の入院から退院直後も同様のことを言われたと記憶している）。今の主治医は、飲酒を一切認めない。その理由は、アルコール摂取を医師に許されて酒関連の問題を起こし、その医師を相手に裁判を起こして勝訴した例があるからだ（運転も同様の理由で認めない）。

そこで自己責任を負った上での飲酒量について確認したところ、世間一般での基準で構わないとのことだ。せっかくなので食品メーカーBが啓蒙している適正飲酒の取り組みに従い、一日アルコール二〇g(ビール五〇〇ml缶一本)までとし、休肝日を取ることとした(実際飲んでいるのは一週間に一・七八缶:二〇二〇年九月九日〜二〇二二年一〇月一六日)。またイベントで多少量を飲む場面では、三五〇ml缶三本までとしている。病状が比較的安定しているのもアルコールをほとんど摂っていないからかもしれない。

その食品会社Bの適正飲酒の取組では、社員のアルコール分解遺伝子検査も行っている。アルコールは、肝臓で主にアルコール脱水素酵素(主にADH1)の働きによりアセトアルデヒドに分解され、さらに主に二型アルデヒド脱水素酵素(ALDH2)の働きで、酢酸に分解される。二〇二二年三月に行ったアルコール感受性遺伝子検査の結果は、ADH1Bは高活性・活性・低活性のうち活性型で、ALDH2は活性・低活性・非活性のうち活性型であった。私はアルコールにかなり強くADH1Bも高活性だと思い込んでいたので、少し意外だった。

監修の堀有伸氏は、双極性障害の二〇〜二五%がアルコール依存を合併する、という裏付けがあって、厳しめの制限(断酒が望ましい)を設けているようだ。(https://www.nejm.org/doi/full/10.1056/NEJMra1906193)

その堀氏から、『アルコールとうつ・自殺「死のトライアングル」を防ぐために』（松本俊彦著、岩波ブックレット）をすすめられて読んだ。

「同じうつ状態を呈する病態でも、双極性障害（躁うつ病）の場合には、アルコール乱用の併存による自殺リスクの上昇はいっそう顕著なものとなることがわかっています」

というようにアルコール→双極性障害→自死という間接的にも、アルコール→自死という直接的にも、アルコールが自死に結びついているのが、痛いほど分かり怖くなった。もちろん自分の飲酒量もこれ以上増やさないよう誓った。

二〇二二年三月二七日の第七回世界双極性障害デーフォーラムで、東北医科薬科大学の吉村淳氏が、直近の一人当たりのアルコール摂取量が、ビール換算五〇〇ml／日でコロナの影響もあり増加していると語っていた。また双極性障害の各状態の飲酒量は、躁状態＞うつ状態＞安定期であり、禁酒日数は逆に、安定期＞うつ状態＞躁状態というデータを用いていた。やはりアルコール非摂取により安定するのかもしれない。

QOL（Quality of life）の面では「実はむしろうつのほうが重要です。というのは、長期の経過をみてみると、本人の人生の中ではうつのほうが長く」（加藤忠史『躁うつ病はここまでわかった』（日本評論社）三三頁）

自死率

これは、自分自身に当てはめてみると本当にその通りで、2章（七五頁以降）のDSM-V操作的診断基準に従った振り返りを見れば分かるが、躁状態はエピソードの回数は多いが、うつ状態は一回の時間が長い。各状態の時間について、NIMH（National Institute of Mental Health）の以下のような調査研究がある。

「これらの研究は、一九七八〜一九八一年にNIMHの調査研究に参加した一四六人の双極I型障害患者と八六人の双極II型障害患者を最長二〇年間長期追跡研究したものである。（中略）その結果、双極I型障害患者一四六人に関しては平均一二・八年の追跡調査がなされ、調査期間に対して無症状の期間の占める割合は五二・七％、うつ（先述のpure depression）は三一・九％、躁や軽躁（先述のpure mania/hypomania）は九・三

%、混合状態（先述のcycling/mixed affective symptoms）は五・九％であった。（中略）双極Ⅱ型障害患者八六人に関しては平均一三・四年の追跡調査がなされ、調査期間に対して無症状の期間の占める割合は四六・一％、うつは五〇・三％、軽躁は一・三％、混合状態は二・三％であった」（『専門医のための精神臨床リュミエール6双極性障害』（中山書店）四五‐四六頁）

他人との関係を考えなければ、躁状態の方がポジティブに感じられるという面もある。一方うつ状態のときは、起きるときからしんどく、一日中気分が落ち込んでいる、何をしても楽しめないといった精神症状とともに、希死念慮を抱くこともあり、ネガティブなことばかり頭に浮かんでしまう。

精神科医の堀有伸氏が、二〇二〇年七月のNew England Journal of Medicineに掲載された論文（https://www.nejm.org/doi/full/10.1056/NEJMra1906193）より、双極性障害者の約六〜七％が自死し、双極性障害者の自死率は一般集団の二〇〜三〇倍であると調べてくれた。これだけ自死率が高いと、希死念慮を抱くうつ状態には、注意しなければならないだろう。

㉔私もうつ状態のときに希死念慮を抱いたことは、数回ある。時期は定かではないが、

一度目と二度目の入院の間にも希死念慮が湧いたことがあった。もちろん抑うつ気分や無価値観もあったと思われる。自傷行為をするタイプではなく、誰かに聞いてもらいたかったのだろう。五人程度の友人に「もう死、、」とだけLINEしたら、二人から止める返信が返ってきた。と同時に修斗で同期だった秋本じんから電話が掛かってきた。話をしていくうちに、少しほがらかな気持ちになり笑顔も出たが、今振り返ると電話をかけてくれた嬉しさで、涙が出る。

双極性障害と睡眠

睡眠は、双極性障害と大きく関わっている。

「私たちの身体には『概日リズム（サーカディアン・リズム）』と呼ばれているものがあります。これは、約一日の周期で繰り返す生理的な変動のことを言い、睡眠・覚醒、ホルモン変動、体温変動などは、このリズムにしたがってコントロールされています」（水島広子『対人関係療法でなおす双極性障害』（創元社）四八頁）

「双極性障害は、概日リズムとの関連が強く指摘されている病気です」「また、双極性

障害の治療薬であるリチウムは、概日リズムに影響を与えることが知られています」（同五二頁）

ちなみに2章（七二頁）で述べた通り、対人関係・社会リズム療法では、睡眠時間を重視している。

1章（一三〜一五頁）で述べた、DSM-Vの操作的診断基準には、睡眠に関する症状が躁状態（睡眠欲求の減少）・うつ状態（不眠または過眠）ともに記載されている。つまり双極性障害と睡眠が大きく関わっている一例であろう。

二〇二一年三月三〇日の第6回世界双極性障害デーフォーラムで、日本うつ病学会双極性障害委員会委員長の加藤忠史氏が、躁状態での睡眠欲求減少時は、頓服してでも寝た方がいいと言っていた。少し大袈裟に聞こえたが、躁状態のマイナス面も客観的に見たのだろう。また日本うつ病学会理事長の尾崎紀夫氏は、起床時間を一定にして、早寝より早起きを推奨していたが、私の主治医も起床時間を一定にするように指導している。私がサラリーマンであり、出社時間（業務開始時間）が決まっているからだ。

現在、ほとんど毎日、アラーム前に起きている。私はモニタリングを始めてこの約三年間平均五・九三時間（二〇一九年七月一七日〜二〇二二年一一月一三日）寝ており、睡眠時間が三時間以下になると躁状態を、八時間を超えるとうつ状態を疑う。躁うつで延べて考えると、私は躁状態の早朝覚醒が多い。うつ状態のときは過眠になるが、不眠は見られない。しかもうつ状態の過眠は長期間続く。最近はごくたまに軽躁状態と軽いうつ状態が時々来る程度だが、睡眠時間が八時間を超えることはめったにない。一方クラブハウス初期はルームを立てたりすると、睡眠時間が三時間を切ることも多かった（入眠時間はほとんど変わらない）。この睡眠時間が続くと躁状態になってしまうと思われる。

　ちなみに、薬の服用と同じく睡眠時間の記録も一生続けるつもりだ。入眠時間の記憶が難しく、なかなか正確な時間の把握が難しいのは分かっている。

第4章
まとめ

そもそもこの書籍を出版したのは、双極性障害と診断される前に、半数以上の患者が誤ってうつ病と診断され、薬物療法などが間違ってなされているのを見て、そして自身も経験してきたからだ。想定される同患者たちに、双極性障害躁状態の私的体験談と正しい知識とを語ることで、双極性障害とうつ病の誤認を少しでも減らしたい。

まず双極Ⅰ型障害とⅡ型障害を分けて考える必要があるだろう。Ⅰ型障害は（強い）躁状態＋うつ状態の波を繰り返すのに比べ、Ⅱ型障害は軽躁状態＋うつ状態を繰り返す。

DSM-Ⅴの操作的診断基準を再度見てみよう。

DSM-Ⅴ操作的診断基準では、躁状態とは、気分が高揚する状態が、一日中、毎日毎日、少なくとも一週間以上に渡って続き、以下症状のうち三つ以上が普段の行動と明らかに異なっていると定義されている。

①自尊心の肥大、または誇大
②睡眠欲求の減少
③普段よりも多弁であるか、しゃべり続けようとする切迫感
④観念奔逸、またはいくつもの考えがせめぎ合っているといった主観的な体験
⑤注意散漫
⑥目標指向性の活動（社会的、職場または学校内、性的のいずれか）の増加、または精神運動焦

燥（すなわち、無意味な非目標指向性の活動）

⑦困った結果につながる可能性が高い活動に熱中すること（例：制御のきかない買いあさり、性的無分別、またはばかけた事業への投資などに専念すること）

私は入院していることなどから判断すると、明らかにI型であり主治医からもそう言われている。その体験は主に2章で述べた通り、以下のようなものである（左に当てはまるDSM-V操作的診断基準の症状を、より当てはまる順に羅列する）。

・自ら警察に出頭するが、逮捕されなかったこと
⑦困った結果につながる可能性が高い活動に熱中すること
⑥目標指向性の活動（社会的）の増加
②睡眠欲求の減少
①自尊心の肥大、または誇大

・広告代理店EのTO担当に転職しようと考えたこと
⑦困った結果につながる可能性が高い活動に熱中すること
①自尊心の肥大、または誇大
②睡眠欲求の減少

⑥目標指向性の活動（社会的）の増加

・食品メーカーAから食品メーカーBへの転職を考えた頃

②睡眠欲求の減少

①自尊心の肥大、または誇大

⑥目標指向性の活動（社会的）の増加

・キックボクシングのプロ前哨戦がなくなったこと

①自尊心の肥大、または誇大

⑥無意味な非目標指向性の活動

（翌日躁状態で入院）

・修斗で勝利後、相手へのリスペクトなく、意識せずに俺は強いと言うこと

①自尊心の肥大、または誇大

⑥無意味な非目標指向性の活動

③多弁

・PCプロジェクトの最終段階

⑤注意散漫

⑥目標指向性の活動（職場）の増加

（アクティベーションシンドロームと診断）

・マッチングアプリに入会し、一人とも会わずに八〇万円使ってしまったこと

⑦困った結果につながる可能性が高い活動に熱中すること（制御のきかない買いあさり・性的無分別）

⑥目標指向性の活動（性的）の増加

②睡眠欲求の減少

『双極性障害（第二版）』（ちくま新書）（三〇 - 三二頁、四三頁）では、躁状態の症状例を以下のようにまとめている。

・患者さんの人生や家庭が破壊されかねない、激しい躁状態がひとつの特徴です。

・本人にとって躁状態のときは、非常に高揚した爽快な気分になっています。

・そして自分がとても偉くなったと感じています。

・夜も寝ず、声が嗄れるまでしゃべり続けます。

・まったくじっとしていることができず、一晩中、一日中動き続けます。

・本人には、その疲れが自覚できず、身体は消耗してしまいます。

・知らない人にもとても気さくに話しかけるのですが、相手が迷惑そうにしていても気づ

かないことが多いようです。
・しばしばあまり必要ない物を、たくさん買い込んでしまいます。時には借金をしてまで、高級品を買いあさってしまいます。
・性的にも奔放になります。
・新しい考えが、競い合うように浮かんできますが、ひとつのことに集中することができません。
・いろいろ良いアイディアが浮かんできて、仕事もどんどんはかどるようにも見えますが、そういった時期は長く続きません。
・思い通りにならないと、ひどく怒ることもあります。
・上司を激しく攻撃したりして、仕事を失ってしまうことも少なくありません。
・自分には超能力があるといった、誇大妄想が出てきます。
・神の声が聞こえるといった、幻聴が出てくることもあります。
・アイディアがどんどん浮かんできてまとまらず、考えがとんでしまうことを、観念奔逸と呼ぶのですが、これがさらに激しくなると、本当に何を言っているのかわからないというくらい錯乱してしまうこともあります。これを錯乱性躁病と言います。
・入院させたいほどまわりが困る、あるいは本人が後で困るという状態です。

これに対し、双極性Ⅱ型障害の軽躁状態は、若干見て分かりづらい。それでもＤＳＭ分類で、（他者から観察可能な）気分が高揚する状態は、一日中、ほぼ毎日、少なくとも四日以上に渡って続き、同躁状態症状のうち三つ以上が普段の行動と明らかに異なっていると定義されている。特にⅡ型の方がうつ病と間違われることが多いので、ぜひそばにいる家族が軽躁病エピソードに気付いて、医師に口添えしてほしい。

『双極性障害（第二版）』（ちくま新書）（四三‐四四頁）では、軽躁状態の症状例を以下のようにまとめている。

・気分が高揚し、仕事がはかどり、いろいろなアイディアが湧いてきて調子が良いというような状態を言います。
・はたから見るといつものその人とまったく違う状態です。
・本人にまったく病気の自覚はありません。

以上から、躁状態・軽躁状態はどのようなものか把握できたのではないか？２章の私の体験でもその節々は読み取れたのではないかと思う。ただ間違えてはならないのが、Ⅱ型の方がよりうつ病と間違われやすいことである。軽躁状態程度でも双極性障害ではないかと疑い、うつ病との誤認を防いでほしい。双極性障害をうつ病と誤認されると、以下のような弊害がある。

繰り返しになるが、双極性障害とうつ病の治療の違いは、大きく二点が挙げられる。一つ目は、治療の目標が違うこと。

二つ目は、治療に使う薬が違うこと。

具体的症状からⅡ型の軽躁状態に気づくのは難しい。気分が高揚し、仕事がはかどり、いろいろなアイディアが湧いてきて調子が良いというような状態ではあるが、本人にまったく病気の自覚はない。ただはたから見るといつものその人とまったく違う状態である。あるドクターは、本人の診断後、配偶者、そして会社の上司にまで面接をするという。

一方ＤＳＭ-Ⅴの操作的診断基準については、躁状態の症状はすべて頭の中に入れておくとよいと思われる。三項目以上がⅡ型でも四日間、私のようにⅠ型では一週間も続くので、私もその知識があれば、誤診の可能性も少なくなっていたと思われる。

［対談］精神科医と語る
堀 有伸×巽 宇宙
（司会 榎木英介）

プロフィール

堀 有伸（ほり ありのぶ）

一九七二年東京都生まれ。精神科医。一九九七年東京大学医学部卒。大学病院勤務を経て、二〇一二年から福島県南相馬市で精神医療に携わる。現在、ほりメンタルクリニック院長。うつ病や自殺などについて精神分析学や社会病理から考察する論考を発表。著者の巽氏とは、東京大学少林寺拳法部で同期であった。著書に、『日本的ナルシシズムの罪』（新潮新書）、『荒野の精神医学』（遠見書房）他がある。

榎木英介（えのきえいすけ）

一九七一年横浜生まれ。病理専門医、細胞診専門医。一九九五年東京大学理学部生物学科卒。神戸大学医学部医学科に学士編入学。博士（医学）。神戸大学医学部附属病院特定助教、兵庫県赤穂市民病院、近畿大学医学部医学部講師を経て、再び赤穂市民病院に勤務後、フリーランス病理医として独立。著者の巽氏とは、東京大学理科Ⅱ類ロシア語クラスで同級だった。著書に、『博士漂流時代』（ディスカヴァー・トゥエンティワン、科学ジャーナリスト賞二〇一一を受賞）、『嘘と絶望の生命科学』（文春新書）他がある。

榎木　それでは対談を始めましょう。まず口火として巽さんから今のお気持ちを語ってください。

双極性障害の優先順位は高くない？

巽　まず、ど真ん中のことを堀さんにお聞きしますが、双極性障害という病名はまだまだ定着していないな、ということが一点あります。もう一点は、躁状態の症状はあまり知られていないな、ということがあります。

私の仮説ですが、統合失調症と双極性障害が二大精神病と言われるものの、双極性障害は医療関係者にとって優先順位は高いように見えない。その理由は、有病率が低いからでしょうか。日本人口の〇・四～〇・七％が双極性障害と言われていて、統合失調症も同じくらい（〇・七％）です。発達障害のＡＤＨＤは小児だと五～六％、成人で三～四％。うつは六％でかなり高い。

これら三点、病名、躁の症状、もしくは有病率が低いから患者の診察の機会が少ないので、優先順位が低いのではないかということに対してお尋ねします。

堀　たしかに、双極性障害の病名は知られておらず躁うつ病の方が知られているかもしれません。双極性障害の名前に変わったのは、私たち医療者にとっても急だった印象があります。日本語の躁うつ病からはそこまで差別的なイメージは感じませんが、manic depressive illnessやmanisch-depressives Irreseinといった英語やドイツ語にはスティグマ（差別や偏見）的なイメージがあるらしい。二大精神病のもう一つの統合失調症も精神分裂病から変わりました。

巽　そうです。

堀　欧米はschizophreniaのままで変えていません。日本語の精神分裂病のほうがスティグマ的な意味が強かったのを、統合失調症に変えましょうということでした。日本だと躁うつ病はまだそれほど知られていなかったのでスティグマもあまりなかった、ということもあります。欧米がbipolar disorderに変えたので、日本も双極性障害という言い方を採用したものの、今のところは周知させる努力が不十分だからそれほど広がっていません。

軽視しているのではないかというのは、そのとおりかもしれません。躁うつ病は決して簡単な病気ではありません。ところが、うつ病や躁うつ病といった気分障害の患者さんを診ても、三〇秒だけとか一分だけだと普通に見えることも多いのです。統合失調症の患者さんで症状が強いときは短時間で診断可能です。ところが、うつとか躁うつの人は、ご本人は気分の変動にすごく苦しんでおられますが、思考の内容が突拍子もないところに行っていることは稀で、おっしゃっていることがよく理解できる場合も少なくない。たとえば、格闘技の試合で勝ったら、俺ってすごいと思って、もっとたくさん練習をして自分を追い込もうとすることには、私たちも共感できます。

それが、実は自分が悪の格闘技団体によって見張られているんだ、と聞くと、えっと思います。統合失調症の人は、そういう被害妄想を語ることがあります。そういう共感できない内容の場合とは異なり、俺は偉大だからもっと自分のことを追い込んで強くなろうという気持ちは理解できるし、思考の内容が追体験できる分、普通に感じられてしまう危険性があります。

私が研修医のころ、うつ病患者を担当したとき、指導医の先生からうつや躁うつ病は統合失調症やパーソナリティー障害でリストカットを激しく行う人に比べると一見地味というか、普通の人に見えてしまう。だからといって、問題が軽いわけではなく、難しい問題だというのを認識しておきなさい、と釘をさされました。

巽　自分でもわからないんです。いっちゃってるときでも、まだ普通だと自分では思ってますから。

堀　思考の内容が普通に見えることも多いのです。気分の変動が病気の中心なのですが、気分の変動だけをフォーカスしてそれをとらえるセンスは、精神医療の専門的なトレーニングをやっていないとなかなか身につきません。

巽　気分の変動に対しての専門的なトレーニングはあるんですか。

堀　私は受けました。内因性の気分変動、病気としての躁うつ病の気分の異常というのは、いやなことがあってそれに反応して落ち込むというものではなく、病気の症状や経過として自律的に動いてしまうものなのだ、と。そういうこと自体が病気だと、私は相当強く叩き込まれました。

ただ、それを強調したのはドイツ式の精神医学です。アメリカで開発され現在世界中で用いられているDSM（精神障害の診断と統計マニュアル）では、内因性の気分変動という概念は重視されていません。統計を取るときに信頼性のあるデータが集まりにくくなることを避けるために、疾患の診断をマニュアル化して分かりやすくしたのです。

巽　分かりやすいんだ。

堀　分かりやすく書いてありますが、あれもよく読むと、歓びの喪失や意欲の低下とか、反応性ではない「病気」だというのが分かるようになっています。

ドイツ式の精神医学では「気分」と「感情」とを使い分けることがありました。誰かに褒められたからうれしいとか、財布を落としたら悲しいというように、対象が明確なのが感情です。気分は対象が明確でなく、体感されるものです。漠然と気分が重い、動けないといった身体感覚に近いものなのです。

巽　最初にお尋ねした、優先順位が低いと思った具体的な例を挙げると、メンタルを診る僕が勤めている会社の産業医です。二〇二二年一〇月五日のことです。産業医に、主治医がカルバマゼピンを加えました、と言ったところ、カルバマゼピンって何？と聞かれました。気分安定薬の一つですよ、と答えたら、気分安定薬ってリーマスのことじゃないの？というやり取りになりました。だから、双極性障害のことをよく知っているのかな、という疑問があった。さきほど堀さんが、双極性障害のような気分障害は、その本質が理解されにくいから優先順位が低くなってしまうとおっしゃったので、その一例として挙げてみました。

堀　最近の教育のことは分からないけれども、私たちが受けた教育からのセンスでは、ＤＳＭでうつ病がわかりやすく書かれすぎているという点に多くの精神科医が違和感を持っていました。会社でストレスがあって落ち込んでうつ病になるみたいなストーリーをみんな当たり前のように語るでしょう。でも、気分障害の精神病理を習った人間からすると、その場合にはうつ病ではなくて反応性の抑うつを最初に考えるのです。

巽　なるほど。

堀　正確に言うと、職場でパワハラとかを受け、いやなことがあってうつ病を発症したとしても、それが因果関係のすべてではありません。うつ病のような気分障害の発症には、気分の異常が生じやすい体質の問題が関係しています。外側の環境から受けた刺激に対する反応だけではなく、病気の過程として、気分が沈む、意欲が出ない、といったことが生じやすい体質があり、そこのスイッチが入ってうつ病の症状が出てくる。外側のストレスと、症状の間に、病気の過程が挟まっているというのが気分障害の精神病理が言っていることです。

そのような気分障害と、そうではない、いやなことがあって落ち込みました、という反応性の病態を区別するのが精神科医にとっていちばん重要な仕事です、と私たちは習いました。ところがＤＳＭには、そこが分かりやすく書かれすぎていて誤解されるという心配がありました。

巽　ＤＳＭになって分かりやすくなった分だけ…。

堀　ただ、ＤＳＭもじっくりと読めば、そこはきちんと織り込んであります。作った人たちは分かっているけれど、使っている人たちの中には、その部分を読み込めていない人もいるかもしれない、という危惧はあります。

学生時代に躁状態の兆候はあったのか？

巽　今回いちばん聞きたかったことは、私の大学入学後二年間、堀さんと一緒に少林寺拳法部で過ごしたとき、双極性障害の気配というか（言葉は難しいんですけど）、そういうのを感じていたかどうか。精神科医になられた堀さんに、ぜひ聞きたかった。

堀　その時点では全然感じてなかったですよ。逆に言うと、そういう見方を私は知らなかった。

非常に個人的な意見ですが、躁的な思考の内容とか気分って、この社会では、正常よりも歓迎される場合があると感じます。

榎木　社会が、ということですか。

堀　ええ。「俺ってすごい」みたいな感じで。

榎木　たしかに、それはあるかもしれません。

堀　寝ないで働き続けることが理想化されている面があります。

榎木　二四時間働けますか、という時代でした、あのころ。

堀　その目で見ると、一、二年生ころの巽さんには少し躁的な部分があったかもしれない。これは差しさわりのある発言かもしれないけれど、東大はそんな人ばっかりだった（笑）。

榎木　ハハハ、そういう大学であると。

堀　少林寺拳法部も、みんなが変な追い込み方をしているときには、私を含めてみんな躁だったよ、という思いがあります。

巽　そうでしょうね。

堀　盛り上がるとか、短期間でガーッと業績を上げることを目指して、後先の健康を考えなければ、躁状態的なものは歓迎されるところがあります。

自分の正常な状態をどう見極めるか

堀　躁うつ病っていろいろ苦しいところがあるでしょうが、躁のときとうつのときとで違うでしょう?

巽　まったく違います。

堀　そうすると、自分のふつうの線が定めにくくなるという問題が出てきます。困ったことに、躁状態の自分は気持ちいいけれども、周りは躁状態の人を抑えたがります。うつ状態では、自分はとてもつらくて早く抜け出したいと思うけれども、周りは静かだからまあそのままでいいんじゃない、という態度をとられてしまうことがある。そういう自分と周囲とのギャップがあります。
　双極性障害が慢性疾患で、長期的に悪くさせないよう管理するのが大事な病気だとすると、異常に早めに気づいて手当てをするのが重要となります。その場合、基準となる自分の正常や、自分の平常運転をどういうものとして決めておくかというのが、すごく大事になります。そのあたり、巽さんはどんなふうに考えていますか。

巽　躁のときとうつのときとそれぞれ一本ずつ持っています。
　よく言われるのは低め安定（軽いうつ状態）ですけれど、私にはそれが当てはまりません。なぜなら、基本的に躁だからです。うつはものすごく少ない。ここのところ何年もうつにはなっていない状態なので、躁のなかで落ち着かせるといったら変ですけれど、何回も躁での失敗をやらかしていて、これ以上いくとヤバいなというのがわかっているので、やはり躁としての低め安定にしようとしています。それが正しいのかどうかはわからないけれど、うつのときには、希死念慮があったので、そうならない程度の躁の低め安定というのがベストかなと考えています。

榎木　一本というのは、躁のときの基準・正常みたいなものと、うつのときの基準・正常みたいなものがあって、一本ずつあるという感じですか。

巽　そうです。今日は安定状態だと自分では思っていますが、堀さんと話をしていると、ちょっと躁なんです、やはり。

堀　こういう対談って、少し気分が上がりますよね。

巽　たとえば、睡眠時間の記録を四年間ずっととっていて、平均は五・九三時間と六時間弱だけど、ちょっと少なめです。一般に必要とされる平均値よりも少ない状態が続いています。だから、躁の低め安定なのか、もしくは大変なことにならない程度の躁に当たると思います。

堀　少し具体的に、どんなことに気づいたときにどんな手を打つようにしているか、意識されていることがあったら教えてください。

巽　妻とか主治医は、躁のときは分かるようです。先生のところに行ったとき、何も言わなくても「今日は躁だね」とわかる関係になっています。それは月に一度だけど、妻も、ちょっと躁だとわかるらしいです。たとえば多弁だったりとか。

睡眠時間をつけている理由はそこです。特に三時間を切ったらやばいと決めていて、毎日記録を付けているけど、ここ一週間くらいは早朝覚醒です。午後九時くらいに寝ると、一度は起きる。それでも五、六時間は寝ているので平均値に近いけれど、会社に行くときは行く一時間くらい前にもう一回布団に入って仮眠するということがあります。

躁状態の自覚症状としては、多弁、早朝覚醒くらいでしょうか。あとは応対したときの雰囲気です。

危なくなるのは、意識が自分の考えていることと離れていく状況です。ふだんの自分が考えているものからとんで、ちょっとおかしなことを言いだす。たとえば、親と電車に乗った瞬間に「全員を黙らせることができる目つきができるよ」と平気で言う。それは完全に躁ですね。いけない躁です。

そういうときに戻すというのは難しいのですが、ふだんの心がけでしかないし、私もまだ試行錯誤している状態です。

堀　ありがとうございました。あまり詳しくない人向けに今の巽さんのお話しを少し説明します。うつでも躁うつでも、私がいつも患者さんにお願いしているのが、あまり心の問題だと思いすぎないでね、ということです。自分の脳や神経のコンディションが悪くなっているというふうに把握してもらって、いかにそれを良くしていくかという意識で過ごしてください、とお願いしています。

深く長い睡眠がとれるというのが、脳のコンディションが良い時の指標の一つです。睡眠が浅く短くなっている時には、脳のコンディションが悪くなってきています。うつでも躁うつでも、一過性の軽い認知症になっていると思ってください、といった言い方をします。

躁ってエネルギーがあるので能力が高まっているような感じもしますが、思考に関していうと、すごく注意力散漫になっています。やはり本来の能力より下がっていると思ったほうがいい。

巽さんが、睡眠時間が短くなっているのを指標とするのは、脳のコンディションをチェックするためにはいちばんいいでしょう。その他にうつの人に私がお願いするのは、朝、寝起きにどれくらい頭が普通に動く感覚があるかということをチェックしてほしいということです。気分障害の症状は、症状の日内変動があって、典型的には朝の寝起きはいちばん頭が働きません。その感覚が残っているうちは、うつの症状がまだ結構強く残っていると思ってください、と説明します。朝起きてすっと動けると、結構良くなっています。躁の場合は、寝起きから動き過ぎてしまう場合とどよーんとしている場合の両方があります。

巽さんの言ってくれたことを言い換えると、性格的なものや心理的な葛藤にこだわり過ぎることなく、自分の脳や神経のコンディションを把握することを大切にしているということです。睡眠時間が短くなる、中途覚醒が強くなるということに気づいたら、自分の能力が落ちていることに気づいて行動範囲を絞ったり、場合によっては医師と相談して薬の調整をしてもらうことが大切です。

薬について

巽　ありがとうございます。認知機能障害が起こる原因として不眠などの睡眠障害、躁病エピソードの繰り返し、ベンゾジアゼピン系の抗精神病薬というのが挙げられているので、堀さんがおっしゃったところなのかなと思いました。

堀　そうですね。たしかに、薬の副作用の話も混ざってくるので切り分けが面倒です。特に薬を飲みたくない人が、薬のせいで朝に眠くてだるくて仕方ありませんと言うけれど、朝に眠くてだるくて頭が動かないのが強いのはうつの症状の場合もあります。その部分の判断を間違えると、薬を減らすべきか増やすべきかの判断が逆になってしまい、経過が難しくなるということがあります。

巽　僕の場合は、薬のせいということはなさそうです。

堀　薬の効き方は作用も副作用も個人差が大きく、服用してみないとどうなるのかがわからないところがあります。体質的に副作用ばかり出てしまう人がいて、その場合には薬を消極的にしか使えないので、やはり病気をコントロールすることが大変になります。

巽　人によって薬の効き方が違うということですが、僕の場合、エビリファイは抗うつ作用がすごくあります。

堀　はい。エビリファイも、あとクエチアピンとかオランザピンとかの抗精神病薬は、抗うつ作用を発揮することがある。

巽　エビリファイは教科書的には抗躁のほうが強いと言われています。そんなことはないのでしょうか。

堀　抗躁効果も言われています。臨床医としては本格的な躁状態にはエビリファイよりももうちょっと強めの抗精神病薬を使いたいという感じです。

巽　僕の薬については、リーマス、エビリファイ、カルバマゼピン、この三本を柱にしていこうというのはだいたい決まっています。あとは細かく調整していこうということです。

堀　双極性障害に用いられる気分安定薬は全部、化学式も作用機序も違う薬ばかりです。抗精神病薬だったら、たとえばドーパミン受容体が関係しているとか、抗うつ薬だったら、ノルアドレナリンとセロトニン系が関係しているなどの共通した特徴が指摘されているのとは事情が異なります。たとえば、躁うつ病の薬で処方する代表的な薬の一つである炭酸リチウムは、ただの塩《えん》ですが、他の気分安定薬はそうではありません。

カルバマゼピンにしてもバルプロ酸にしても、てんかん持ちの小さな子どもが暴れているときに薬を飲ませたら行動異常も治まったから、躁うつ病の人に使ったらよかったというような経緯があるそうです。原理から開発されたのではなく、経験的に効くことが分かった薬でした。それらが、なぜ躁うつ病に効くのかは、いまだによくわかっていません。たとえば、リーマスとカルバマゼピンは物質として全然異なっています。また、躁うつ病に効くと言われている抗精神病薬が複数ありますが、もちろんそれらは元来、統合失調症の薬として開発されたものです。

巽　抗精神病薬は基本的にあるまとまりになっているのでしょうか。非定型抗精神病薬とか、クエチアピンとかエビリファイ、ジプレキサは一緒のくくりになっていると考えていいのでしょうか。

堀　そうですね。抗精神病薬にはいろいろな整理の仕方がありますが、高力価と低力価で分けるのが考えやすく、高力価だとドーパミン選択性が高く、幻聴や妄想などに効く。低力価の抗精神病薬、クエチアピンやオランザピンなどはドーパミン選択性が低く、いろいろなレセプタを抑えている。

私はそれほど詳しくはありませんが、双極性障害と統合失調症は、遺伝子的には近い部分があるのではないかと指摘されています。それならば、薬がかぶったとしても不思議はないですよね。遺伝子研究の最先端をきちんと追いかけているわけではないけれど、いろいろな診断カテゴリーをつくっても、原因遺伝子がたくさん出てきて、いろいろな疾患で重なっているので、どう考えましょうというのが数年前から言われていました。

話を戻すと、双極性障害をコントロールすると言われている気分安定薬は何種類かあるけれど、化学式や物質としての性質はかなり違っています。経験的に効くことが分かっているから処方されている。、そのあたり、医学的な解明はまだ途上にあり、十分に原理的なことは解明されていないというのが現状です。

榎木　そのことで質問があります。なぜそうなのでしょう。研究者の人口が少ないのか、疾患が難しすぎて手を出しにくいのでしょうか。なかなか作用機序が分からないとか、ターゲットとなる薬ができないといった背景は、どこにあるのでしょう。

堀　加藤忠史先生は、ミトコンドリア遺伝子のところに問題があるとずっと研究されているようです。

そもそも精神医学は、中心的な精神疾患について、きっちりとその概念をいまだに定義できていません。たとえば、癌だったら、その実体を見ることができれば癌と診断されるでしょう。精神疾患は、私が学生の頃は哲学的な議論を積み重ねて定義しようとしていましたし、今は外側から観察された行動観察のチェックリストがいくつ以上だったらこう診断しましょう、となっています。それだから、ある程度研究を進めたら診断基準を改訂するということを行っています。

実は私、精神医学のバイオロジカルな研究をあまりやらないようにしようと決めた理由の一つは、こんないい加減な疾患概念の定義でデータを集めても、きちんと意味のある研究になるのかという疑いを持ってしまったからなのです。

榎木　脳科学の難しさというところですね。

格闘技と双極性障害

巽　私が双極性障害になったのは「修斗」をやめる頃だと思っていて、その理由は、自尊心の誇大にあるとみています。つまり、試合相手に対するリスペクトがなくなったということです。たとえば最後に勝った試合では、相手に対して「あれは偽者ではないんですか」とリングで言ったり、その前に勝った試合では「うまいけど、強くないから倒れない」といったことを雑誌の取材で平気で言ってしまうという点です。

一九九九年から二〇〇〇年にかけての試合がそのような感じで、その前、一九九七年の試合ではまだ病気になっていないと思っていて、先輩に対して勝ったけれども、そのあと土下座しています。リスペクトしているんです。それをしなくなったのは、そこに自尊心の誇大が出てきたからではないか、と自分なりに思っています。その考え方を堀さんはどのように思われますか。

堀　私の感覚だと、自尊心が誇大化する、自己感情が肥大化して相手をリスペクトできなくなったのは、原因というより結果だったのではないかと考えます。「修斗」の試合や練習で、普通ではないプレッシャーを自分にかけて追い込んで練習していたのだろうと想像しているのですが、そういう生活を何年も続け、過剰なストレスが脳や神経へのダメージになり、ほかの気分障害の症状も出てきた中で、その中の一つとして自尊心の誇大も出てきたのではないか。だから、巽さんがたかぶった考えを持ったために病気になったのだから、人間は謙虚にならなければいけないといったモラル的な感じよりは、そこは双極性障害という病気の過程が進んだことの結果の一つだと考えたほうが、私にはしっくりきます。

巽　なるほど。どっちが卵でどっちが鶏かみたいなところはあるのかもしれませんが、堀さんの考えとしては、結果として出てきたものと。

堀　私の素朴な疑問ですが、表立っては言わなかったとしても、内輪の練習で、テンションが高くなるとそういう言葉が出てしまうということもあったのではないでしょうか。

巽　同期の一人が、僕が双極性障害になったのはプロになってからだと言っていた。プロになって怒りやすくなった、易怒性が明らかに上がった、と。プロになるということは一ランク上がって違う世界に行くから、変わる可能性はあるかもしれない。

堀　やはり普通じゃないストレスがそこでかかるようになって、それによって自己感情のあり方にも影響があったのじゃないかな。

巽　そう言われると、異常な合宿もありました。怖かったです。でも、あれを乗り越えたら気分というか心持ちが変わりました。

堀　気分障害の診療をやっている臨床医の葛藤でもありますが、治療を通じて、非凡な人間を平凡にさせてしまっているのではないかという迷いを持つことがあります。すごく追い込んで苦しいものを乗り越えた先にしかない、高く遠い世界があったとしても、そこを目指すと病気になるかもしれないからそれは控えましょう、ということを言うのです。

榎木　格闘技業界そのものが躁的な部分がとてもある業界かな、と素人的に思いました。どうでしょうか？

堀　一対一で勝つか負けるかというのがすごくクローズアップされます。その強い感情のなかで押し潰されないようにするその瞬間には、自分はすごいと力んでしまうのではないでしょうか。自分を追いこんで、すごく強くならなければというプレッシャーを感じたことは、私もほんの入り口でしたけど、ありました。

巽　大学の少林寺拳法部のお陰で格闘技の世界に入ったようなものですが、夏合宿でのローキックの嵐とか、新歓合宿での拳立ての嵐とか、ちょっとおかしかったですね。

堀　おかしい、おかしい。あのストレスでちょっとおかしくなったかもね、みたいな。さすがに今の時代、ああいうのはやりませんね、きっと。拳立ては廃止されたという噂を聞きました。

巽　そうなんだ。夏合宿はやっていないのかな。臭くていやだったよね。道着が臭ってくる。だけど、歩くのがいやだから洗濯に行かない。

堀　洗濯まで行く体力がないみたいな(笑)。

巽　お風呂も行く体力がない(笑)。

堀　そういうのを乗り越えてこそつかめる世界があるとするセンスには、私もある程度親和性があって、いわゆる健康よりも、少し躁的な世界といいますか、それを理想にしているような社会がある。海外のことはよく知らないけれど、がつがつ働くビジネスマンはそんなニュアンスがあるような気がする。

巽　出世していくような人は、見ててもちょっと変わっているというか。

堀　自分をぎりぎりに追い込んで乗り越えるということがないと、一人前になれないという価値観。その途中で躁なりうつなりの症状が出現してしまった人に対して、その世界から下りましょうと説得するのが私たちの仕事になる。そうですねと納得して下りる人もいるけれども、いや、絶対に下りたくありません、そんなことを言う医師のほうが間違っている、みたいなモードに入る人もいます。

巽　僕も下りましょうと言われています。最近も、産業医に診てもらって、最低限の仕事しかしなくていいんですよ、一年でも長く勤められることを目標としてくださいと言われます。でも、そんなことを上司に言ったら怒られます。

堀　そうなんです。だから最近私も、下りるか下りないかというより、下り方が大事だと。そこのグラディエーションというか、もうちょっと個人ごとにカスタマイズされた、きめ細かい議論が必要だろうと思っています。しかし、議論は十分に深まっていないかもしれません。

巽　この本を出そうとしたきっかけですが、僕は下りなかったからというのがあります。二〇歳のときは大学に入って満足した。三〇歳のときは格闘技をやって満足した。四〇歳のときはキックボクシングのデビューや講演とかをしたけれど、何の満足感もなかった。五〇歳の今、何か満足感を得たいというのがあり、病気のことなら書けるということになった。だから、下りなかった。

堀　「下りなさい」とだけ言われると、かえって下りなくなってしまうところがあります。自尊心って悪いことばかりではない、と思っています。自尊心やナルシシズムのいいところもあります。そういうのがあるから困難なことに向かって頑張ったり、社会に出て人と交わったりするという気持ちにもなります。それへのリスペクトを欠いた人の指示には、従う気持ちになれないというのも理解できます。

厳しかった父親

堀　お父さんがだいぶ厳しかったのですよね。

巽　厳しかったですね。でも、本文にも書いたけど、僕のことをいちばん好きな人は親父だったと思っています。

堀　そこに踏み込んで巽さんにたくさん話をさせるのは心苦しいので、話題を引き取ってそれに関連した私の考えを話させてください。

高い位置にある自分でなければいけないという考えは、お父さんとの関係でつくられたところはあったかもしれない。気分障害では、脳や神経といったハードが調子悪くなっているので、それを整える意識が必要ですと言うけれど、そうはいっても、ソフトの部分、アプリケーションの問題が表に出てくる場合もあり、ここも重要です。

どの水準の高さに自分がいることを目指すのか。社会的な達成度が低い人間でいいのか、トップをとらなければいけないか。自分がどの水準であるのを適切と考えるのかについては、ソフトの部分、親との関係などからできてくる部分が大きい。気分障害の人の一部は、自分がすごく高くないと自分で自分のことを責めてしまう。そうなってくると、ばりばり活躍していない自分のことをそんなに責めないように、という価値観が、治療を通じて根付くようなやり取りが必要になります。高いところにいる自分でないと罰を受けるようなイメージはなるべく弱くなるようにしていきましょうと伝えます。

巽 それは子供のときだけでなくて、今になってもということですね。

堀 そうです。どれくらい頑張れる自分で行きたいか、どの線を目指すかというところは、よく相談して決めていきましょう、というように。

巽 なるほど。

堀 目標として設定するところが高すぎて、思うように成果が出なくなってしまった場合には、いつも自分で自分を責め続けるモードに入ってしまう人がいます。自分で自分を責めている時間が長くなれば長くなるほど、脳が疲れてしまう。

どうやってそれを減らしたらいいでしょう。自分で自分のことをだめだ、だめだと言っているのに対して、高い水準を達成しなくても罰を受ける必要などないよ、とくり返し伝えます。どれくらいを目指すかについては、本当に自分の心の望む点、自分にとって心地よいラインを目指しましょう。うまくできなくて傷ついている自分のことも認めて、愛おしんで、慈しんであげましょうというのが、セルフコンパッション（自分への慈しみを意味し、他者を思いやるように、自分自身のことを大切に思うこと）と理解しています。

心理療法で言うと、発病して、本人からすると不本意な部分もあったと思うので、そのことについての心の傷をきちんとケアすることが大事なのです。ところが、躁状態になってしまうと、夢を諦めなさいとか、もっと低めを目指しましょうとか、さらに傷つけられるような指示にさらされなければいけないことがある。他にも、薬をたくさん飲まなければいけないことにも傷ついているかもしれません。

そうすると健康な部分にきちんと着目してもらって評価されるとか、今まで達成した優れた部分が適切に称賛されるとか、そういうことがないがしろにされてしまうかもしれない。しかし、傷ついている部分がケアされないと、頑張って治療を受け続けようという気持ちになれないですよね。

こうした点が、今の診療には足りていないかもしれないと思いました。躁状態になりかけていますからもっと寝ないとだめです、そんなに頑張ってはだめです、みたいなことばかり聞かされるといやになってしまいますよね。

双極性障害をうつと誤認する

巽　双極性障害をうつ病とする誤認は、やはりありますよね。加藤忠史先生監修の本を読んでいると、最初がうつの状態で受診した人はうつ病と診断されますのでご注意ください、と書いてありました。

堀　何年も診ていてようやく双極性障害と診断できる場合もあります。

巽　そうですよね。逆に、最初から双極性障害とわかるときはありますか。

堀　数は少ないけど、最初から躁状態で診察にいらっしゃった人もいます。

巽　躁状態で受診するということか。それは珍しい。

堀　珍しい。数は多くないですね。

巽　うつで来ても、前に躁状態があったからちょっと怪しいと思うことはありませんか。

堀　経験的には、ちょっと怒りっぽい人が多いでしょうか。あいつがあんなに悪いやつだみたいな話が比較的早くから出やすいかもしれない。

巽　たしか、ＤＳＭに易怒性と書いてある。

堀　でも、本当に症候論だけで診断できるのかという疑問も抱いています。それに頼りすぎるのも危険だと思う。逆に、うつ病の焦燥感の強いタイプを躁うつ病ではないかと判断してしまい、なかなか改善しなくなる場合もあります。そこで、双極性障害からうつ病に診断を変更して、気分安定薬ではなく抗うつ薬を中心に使ったらよくなったという、逆の失敗をしてしまったこともあります。

巽　焦燥感ですか。

堀　焦燥感の強いタイプのうつ病だと、双極性障害との判別はなかなか難しいですね。

巽　そこで、抗うつ薬を使ったら治った。

精神科の医療従事者に言いたいこと

堀　今の精神医療の関係者に、こうであってほしいとか、もっとこうしてほしいといった要望はありますか。

巽　繰り返しになりますが、うつ病との誤認を減らしてほしい、というのは絶対にある。難しいけど。

それとは別に挙げると、加藤忠史先生監修の二冊、『これだけは知っておきたい双極性障害』『もっと知りたい双極性障害』くらいは読んでおいてほしいというのがまず一点目。二点目は、世界双極性障害デーフォーラムに毎年参加してもらえるとうれしい。

堀　なるほど。実際に苦しんでいる人、向かい合っている人からすれば、当然の要望ですね。

双極性障害って、分かった気になりやすい。こんなに難しいのに。

巽 もう一つ、聞いておきたかったことがあります。自尊心の誇大を防ぐ方法があればいなという点。中庸(極端な行き方をせず穏当なこと)については、一回いろいろやってもらったなかで教わったけど、具体的に何かほかにはありますか。本当に必要なのは、誇大化したときに下げる方法です。中庸くらいでしょうか。

堀 中庸とつながりますが、普通の自分をどのように考えておくのかが重要です。誇大と卑下とは裏表で、両方持っていることが多いのです。誇大的な人は自分を卑下しすぎるとか。先ほど、発症する前、先輩に土下座したというエピソードがありました。

先輩を立てるのはいいけれど、土下座はやりすぎではないかと思いました。「おごり高ぶらず、自分の傲慢なところに気づいてそこを改めましょう、謙虚になりましょう」というのは間違っていません。しかしあまりに強く自分を抑え込んでいると、ある時に躁状態になって、押し込まれていたものが溢れでてきてしまう危険性があります。

格闘技で言うと、めちゃくちゃ強い人間といまから殴り合わなければいけない状況。あるいはお父さんから、そんなんじゃだめだろう、と言われること。そういったイメージが活性化されることと、躁状態が出現することはパラレルなのかもしれません。そうならないように、自分の傷ついている部分や抑え込まれ過ぎている部分をきちんとケアしてあげるイメージを強くしていくことが大切です。誇大的な心は卑屈になっている心とくっついているので、目立つ部分ばかりではなく、押し込められ過ぎている傷ついた部分をきちんとケアして、のびのびとできるようにしてあげることが大事です。

巽　ケアですね。

堀　仕事だけでなく、いろいろな軸においてそれが必要です。趣味や家庭など、いろいろな軸が自分にあって、その一つ一つで満足感を高めていって、それを全部統合したうえでの自分みたいなものが強くなっていく。自分の傷ついた部分を受容する話とつながるけれど、格闘技の世界でのランキングとか、大学の偏差値ランキングとか、一つの軸だけだと行き詰まりやすいので、自分が愛着を持つ軸をいくつも持っておいてその全部を統合した自分を大切にする。そういう自分のアイデンティティというか自己像がしっかりしてくると、一つの軸で誇大的になりかけても、そちらにあまり引っ張られないという状態になります。

巽　誇大と卑下に対するケア、特に卑下した場合のケアと、自分の持ついろいろな面を統合して考えることが重要ということですね。

堀　はい、そうです。今度は私から尋ねますが、ほかの患者さんたちに巽さんが伝えたいことがあればお話しください。

巽　最近ツイッターをやっていて思うことは、希死念慮と自傷です。双極性障害の人がいま四〇〇人くらいフォロワーになっているけれど、死にたい死にたい、手首切りました、と。自死率は六〜七％ですが、その何倍もの人がいると思います。

このことと直接つながるわけではないけれど、双極性障害は薬や睡眠などの生活リズムにより寛解する病気ですということを、うまく伝えなければいけないなと思っています。そういう人にちょっと話してみると、私はよくなりますか、この先に未来がありますか、という質問がきます。必ずとは言えないのかもしれないけれど、薬物療法と心理療法と生活リズムなどによって寛解する病気なんだよ、ということをきちんと伝えたい。

堀　ありがとうございます。本当に大事なところです。その連想で、さきほど言ったことと重なってしまいますが、心の問題だと思いすぎると、うまくいっていない自分を責めるみたいな、自分で自分を傷つけるようなモードにひたすら入ってしまいます。そうすると、死にたくなってしまうかもしれません。

実質、脳や神経の病気で、うまくいかないことがあるのは仕方がない。私は、糖尿病のたとえをよくします。糖尿病になってもきちんと管理すれば、むしろ普通より長生きするのではないかと言われるくらいです。糖尿病は、どう付き合えばいいか分かっていて、適切な食生活や運動をしていれば良くなります。逆に運動をしないで、めちゃくちゃな食生活をしていれば、糖尿病はひどいことになります。双極性障害も慢性疾患なので、きちんと管理するという意味で、糖尿病は参考になるのです。だから、無茶をするといろいろな合併症が出ます。

巽　そうです。だから、僕も何をしたかというと、薬を変えていきました。睡眠のデータをとってグラフ化もしています。そして、アルコールが危ない。

堀　双極性障害とアルコールの問題が合併するのは危険ですね。

巽　二〇二〇年九月九日よりアルコール摂取量を記録しています。ずっとつけるって、すごく大事です。それによって見えてくるところがあるので。

話はそれてしまうけれど、アルコール依存症の人と話をしたとき、アルコールの量をつけるのは大変ですよねと言ったんです。たとえば三分の二しか飲まないときもあるじゃないですか。一本だって五〇〇mlと三五〇mlとでは違うから、と話したらアルコール依存症の人は、簡単ですよ、だってゼロを目指すだけですから、と。僕はゼロを目指すわけではないけれど、まず管理をしていくことが重要だと思っています。

堀　いろいろ制限をされたり、自分の見たくないところを見たりすることが、治療に向かい合うとでてきます。そのことによる傷つきや負担は大きいので、自分をねぎらったり、ほかの人にねぎらってもらいながら、あるいは自分の達成した強みや良い面についてしっかりと考えながら過ごしていくというのも、治療のモチベーションを維持するためには大事なことです。

巽　ほんとうに大事です。

対談を終えるにあたって

榎木　最後に私からの質問として、闘病しながらの仕事というのがあります。大変なことは分かっていますが、仕事との関係で、どのレベルに設定するかは会社とも話し合っていかなければいけない問題だと思います。働く人と双極性障害について、お二人から一言ずつご意見をお願いします。

まず巽さんから、仕事をするなかでどう闘病していくか、患者さんとしての実感、感想をお話しください。

巽　両立はすごく難しいですね。さっきお話したとおり、産業医からは基本的に最低限しかやらない、それで会社を一年でも長く勤められるようにと言われます。でも、会社からは、病気は一番目だけれども、ある程度治ってきたら、もしくは治していく過程で、できる仕事を増やしていきなさいと言われています。

仕事が足りていないから量を増やしてください、と上司に言ったところ、質を高めてほしい、と言われました。双極性障害には認知機能障害があることを伝え、僕は高次脳機能障害でもあるので、そのあたりは一度、主治医と相談したうえでということになっています。私のＷＡＩＳ（ウェクスラー成人知能検査）では八一点と八九点というのを取っているから、質と量の両方とも増やせるというのが直近の主治医の話しでした。

榎木　堀さん、こういった巽さんのご意見ですが、働きながらの双極性障害との付き合い方についてお話しください。

堀　対談の冒頭で、双極性障害のことをもっと重視してほしいという厳しい指摘があって、いまの話を聞いても、やはりそうだなと思いました。私が今すぐに言えるのも、働きすぎないほうがいいですよ、という粗い水準の助言です。

双極性障害を発症して闘病している方が頑張るか頑張らないかの〇か一〇〇ではなくて、どういうやり方をすれば、どれくらい、どのように働けるか。知能検査の話しも出ましたが、それがどういう内容だったら、どれくらい、どういう仕事ができるか、きめ細かく評価したデータが集積されて、もっと洗練された提案が行われるようにならないと、皆さんも困ると思います。現在は、そのたびごとにそれぞれの患者さんが一から作っていくみたいな苦労もされているので、私たち医療者は、もっと頑張らないといけません。

一方で、双極性障害もそうだし、ほかの精神疾患もそうですが、社会での認知が進んで、これからみんなで良いものを作っていこう、というようにしたい。まだまだうまく行っていないところはたくさんありますが、約二五年前に自分が精神科医になったころより良くなっていると思えるところも、たくさんあります。もちろん、まだまだ対策が遅れていて、手が差し伸べられていないところもあります。私たちもよくなるように努力していきますので、当事者の方も含めて皆さん一緒に、社会が良い方向へ行くような営みを積み重ねていきたいと、今日お話ししていて改めて思いました。

榎木　家族や同僚に双極性障害の人がいたときはどうすればいいでしょうか？

堀　本人が納得して病院に来てくれればいいのですが、たぶん本人が納得しなくて、困れている場合が多いのでしょう。ケース・バイ・ケースで考えなければいけませんが、私たちがそういうときに周囲に伝えるのが、脳や神経が一部弱っているから、それをケアすることが必要だと本人に悟らせていくことです。そういったときの作戦を考えます。

体が、脳や神経が、ヘルシーではない状態になっているのを自分でもどこか感じていますよねというところで患者さんと思いを共感できたら、しめたものです。そこから、その問題を放置すると大変だから、解決するために一緒に考えていきましょう、という流れに持っていくことを目指します。

榎木　この対談から双極性障害のさまざまな問題が分かりました。格闘技業界など、躁な状態と親和性がある社会のなかで、どうやって自分の生き方を考えていくのかというのはとても重要なことです。目標が達成できないときなどに自分のあり方を諦めるのではなく、徐々に変えていくといった、一般の方々にとっても有益な内容でした。ありがとうございました。

（二〇二二年一〇月九日）

［付録1］
アメリカ精神医学会の
DSM-Vによる分類

Ⅰ．躁病エピソード

A．気分が異常かつ持続的に高揚し、開放的または易怒的となる。加えて、異常にかつ持続的に亢進した活動または活力がある。このような普段とは異なる期間が、少なくとも一週間、ほぼ毎日、一日の大半において持続する（入院治療が必要な場合はいかなる期間でもよい）。

B．気分が障害され、活動または活力が亢進した期間中、以下の症状のうち三つ（またはそれ以上）（気分が易怒性のみの場合は四つ）が有意の差をもつほどに示され、普段の行動とは明らかに異なった変化を象徴している。

①自尊心の肥大、または誇大

②睡眠欲求の減少（例：三時間眠っただけで十分な休息がとれたと感じる）

③普段より多弁であるか、しゃべり続けようとする切迫感

④観念奔逸、またはいくつもの考えがせめぎ合っているといった主観的な体験

⑤注意散漫（すなわち、注意があまりにも容易に、重要でないまたは関係のない外的刺激によって他に転じる）が報告される、または観察される。

⑥目標指向性の活動（社会的、職場または学校内、性的のいずれか）の増加、または精神運動焦燥（すなわち、無意味な非目標指向性の活動）

⑦困った結果につながる可能性が高い活動に熱中すること（例：制御のきかない買いあさり、性的

無分別、またはばかけた事業への投資などに専念すること)

C．この気分の障害は、社会的または職業的機能に著しい障害を引き起こしている、あるいは自分自身または他人に害を及ぼすことを防ぐため入院が必要であるほど重篤である、または精神病性の特徴を伴う。

D．本エピソードは、物質(例：乱用薬物、医薬品、または他の治療)の生理学的作用、または他の医学的疾患によるものではない。

注：抗うつ治療(例：医薬品、電気けいれん療法)の間に生じた完全な躁病エピソードが、それらの治療により生じる生理学的作用を超えて十分な症候群に達してそれが続く場合は、躁病エピソード、つまり双極Ⅰ型障害の診断とするのがふさわしいとする証拠が存在する。

Ⅱ．軽躁病エピソード

A．気分が異常かつ持続的に高揚し、開放的または易怒的となる。加えて、異常にかつ持続的に亢進した活動または活力のある、普段とは異なる期間が、少なくとも四日間、ほぼ毎日、一日の大半において持続する。

B．気分が障害され、かつ活力および活動が亢進した期間中、以下の症状のうち三つ(またはそれ以上)(気分が易怒性のみの場合は四つ)が持続しており、普段の行動とは明らかに異なった変化を示しており、それらは有意の差をもつほどに示されている。

①自尊心の肥大、または誇大

②睡眠欲求の減少(例：三時間眠っただけで十分な休息がとれたと感じる)

③普段よりも多弁であるか、しゃべり続けようとする切迫感

④観念奔逸、またはいくつもの考えがせめぎ合っているといった主観的な体験

⑤注意散漫(すなわち、注意があまりにも容易に、重要でないまたは関係のない外的刺激によって他に転じる)が報告される、または観察される。

⑥目標指向性の活動(社会的、職場または学校内、性的のいずれか)の増加、または精神運動焦燥

⑦困った結果につながる可能性が高い活動に熱中すること(例：制御のきかない買いあさり、性的無分別、またはばかげた事業への投資などに専念すること)

C. 本エピソード中は、症状のないときのその人固有のものではないような、疑う余地のない機能の変化と関連する。

D. 気分の障害や機能の変化は、他者から観察可能である。

E. 本エピソードは、社会的または職業的機能に著しい障害を引き起こしたり、または入院を必要とするほど重篤ではない。もし精神病性の特徴を伴えば、定義上、そのエピソードは躁病エピソードとなる。

F. 本エピソードは、物質（例：乱用薬物、医薬品、あるいは他の治療）または他の医学的疾患の生理学的作用によるものではない。

注：抗うつ治療（例：医薬品、電気けいれん療法）の間に生じた完全な軽躁病エピソードが、それらの治療により生じる生理学的作用を超えて十分な症候群に達して、それが続く場合は、軽躁病エピソードと診断するのがふさわしいとする証拠が存在する。しかしながら、一つまたは二つの症状（特に、抗うつ薬使用後の、易怒性、いらいら、または焦燥）だけでは軽躁病エピソードとするには不十分であり、双極性の素因を示唆するには不十分であるという点に注意を払う必要がある。

III. 抑うつエピソード

A. 以下の症状のうち五つ（またはそれ以上）が同じ二週間の間に存在し、病前の機能からの変化を起している。これらの症状のうち少なくとも一つは、①抑うつ気分、または②興味または喜びの喪失である（注：明らかに他の医学的疾患に起因する症状は含まない）。

①その人自身の言葉（例：悲しみ、空虚感、または絶望感を感じる）か、他者の観察（例：涙を流しているように見える）によって示される、ほとんど一日中、ほとんど毎日の抑うつ気分（注：子供や青年では易怒的な気分もありうる）。

②ほとんど一日中、ほとんど毎日の、すべて、またはほとんどすべての活動における興味または喜びの著しい減退（その人の説明、または他者の観察によって示される）
③食事療法をしていないのに、有意の体重減少、または体重増加（例：一ヶ月で体重の五％以上の変化）、またはほとんど毎日の、食欲の減退または増加（注：子どもの場合、期待される体重増加が見られないことも考慮せよ）
④ほとんど毎日の不眠または過眠
⑤ほとんど毎日の精神運動焦燥または制止（他者によって観察可能で、ただ単に落ち着きがないとか、のろくなったという主観的感覚ではないもの）
⑥ほとんど毎日の疲労感、または気力の減退
⑦ほとんど毎日の無価値感、または過剰であるか不適切な罪責感（妄想的であることもある。単に自分をとがめること、または病気になったことに対する罪悪感ではない）
⑧思考力や集中力の減退、または決断困難がほとんど毎日認められる（その人自身の言葉による、または他者によって観察される）
⑨死についての反復思考（死の恐怖だけではない）。特別な計画はないが反復的な自殺念慮、または自殺企図、または自殺するためのはっきりとした計画

B．その症状は、臨床的に意味のある苦痛、または社会的、職業的、他の重要な領域における機能の障害を引き起こしている。

C．そのエピソードは物質の生理学的作用、または他の医学的疾患のよるものではない。

（『DSM-V 精神疾患の分類と診断の手引』（医学書院）より）

［付録2］
福祉制度の紹介

精神疾患を患う者を対象とした多くの福祉制度がある。それらについて、主治医が情報を開示してくれないことも少なくない。本書では、自立支援医療・障害年金・精神障害者保健福祉手帳を取り上げる。それぞれ該当サイトを掲載するので、本文で分からないところがあれば、詳しく調べてほしい。

まず通院医療の患者に対して医療負担額が軽減される、自立支援医療について簡単に紹介する。この制度は私自身うつ病と診断されたとき（2章発症〔四二頁〕）から利用しているので、もう十数年になる。特に始めは、精神疾患であることを公に認めることになるので、利用を躊躇していた時期もあった。

自立支援医療

・自立支援医療のサイト
https://www.mhlw.go.jp/bunya/shougaihoken/jiritsu/dl/03.pdf

自立支援医療（精神通院医療）は、精神疾患（てんかんを含みます）で、通院による精神医療を続ける必要がある病状の方に、通院のための医療費の自己負担を軽減するものです。

対象となる方

何らかの精神疾患（てんかんを含みます）により、通院による治療を続ける必要がある程度の状態の方が対象となります。

医療費の軽減が受けられる医療の範囲

精神疾患・精神障害や、精神障害のために生じた病態に対して、病院又は診療所に入院しないで行われる医療（外来、外来での投薬、デイ・ケア、訪問看護等が含まれます）が対象となります。（※精神障害のために生じた病態とは、精神障害の症状である躁状態、抑うつ状態、幻覚妄想、情動障害、行動障害、残遺状態等によって生じた病態のことです）

注意　次のような医療は対象外となります。

・入院医療の費用

・公的医療保険が対象とならない治療、投薬などの費用（例：病院や診療所以外でのカウンセリング）

・精神疾患・精神障害と関係のない疾患の医療費

医療費の自己負担

ア）一般の方であれば公的医療保険で三割の医療費を負担しているところを一割に軽減します。

（例：かかった医療費が七、〇〇〇円、医療保険による自己負担が二、一〇〇円の場合、本制度による自己負担を七〇〇円に軽減します）

ただし世帯の所得や「重度かつ継続」にあたるかどうかで月の上限額が設定される（自立支援医療のサイト参照）。

私の場合、二〇二二年一〇月五日診察時時点の薬代（四週間分）が二六、二九〇円なので、三割負担→一割負担になると、約月五、六〇〇円の減額になる。ここ一〇年以上現在のように薬は多めだったので、おしなべると薬代だけで総額六五万円以上は軽減されている計算になる。

手続き

・申請は市町村の担当窓口で行ってください。

※市町村によって、担当する課の名称は異なりますが障害福祉課、保健福祉課が担当する場合が多いようです。

・申請に必要なものは概ね表6の通りですが、自治体により異なる場合がありますので、詳しくは市町村の担当課や、精神保健福祉センターにお問い合わせください。

・申請が認められると、「受給者証（自立支援医療受給者証）」が交付されます。

私の住んでいる横浜市内の区では、高齢・障害支援課が自立支援医療を担当している。

表6　申請に必要な書類

	注意事項	入手できるところ
申請書（自立支援医療（精神通院）支給認定申請書）		市町村等（医療機関等にも置かれている場合があります）
医師の診断書	・通院している精神科の病院・診療所で記入してもらいます*3 ・「重度かつ継続」に該当する場合は，様式が異なることもあります。精神障害者保健福祉手帳と同時に申請する場合や，前年の申請で診断書を提出した場合など，診断書が省略できる場合もあります。市町村・精神保健福祉センター等にご確認ください	市町村等（医療機関等にも置かれている場合があります）
世帯の所得の状況等が確認できる資料		
市町村民税課税世帯の場合	市町村民（住民）税の課税状況が確認できる資料（課税証明書）*4	市町村
市町村民税非課税世帯の場合	・市町村民（住民）税の非課税証明書*4 ・ご本人（18歳未満の場合は保護者）の収入が確認できる書類（障害年金などの振込通知書の写しなど）	非課税証明書は市町村で入手できます
生活保護世帯の場合	・生活保護受給証明書	市町村または福祉事務所
健康保険証（写しなど）	世帯全員の名前が記載されている非保険者証・被扶養者証・組合員証など医療保険の加入関係を示すもの	
その他　自治体によって必要書類が異なることがあるので，市町村の担当課や精神保健福祉センターにお問い合わせください		

*3　本制度による医療費助成を受けられるのは「指定自立支援医療機関」での医療に限られています。診断書を記載できるのも同様です。多くの精神科の医療機関は対象となっていますが、今通院している病院や診療所が指定自立支援医療機関とは限りませんので、ご確認をお願いします。
*4　申請する市町村で必要なデータを把握している場合（概ね、前年度の一月に申請する市町村に住所がある場合）は、窓口で市町村民税等調査同意書を提出すれば、課税証明書・非課税証明書の提出が省略できる場合もあります。

また薬局も指定自立支援医療機関である必要がある。私の住んでいる区では、薬局を二か所まで指定することができるが、利用できる病院と薬局が一か所に限定され、変更する場合には手続きが必要になる市区町村も多い。

医療を受けるときには

・本制度で医療を受ける際には、交付された、「受給者証（自立支援医療受給者証）」と、自己負担上限額管理票を、受診の度に、医療機関にお示しください。

受給者証の有効期間

・受給者証の有効期限は、原則として一年です。

・一年ごとに更新が必要になります。更新の申請は、おおむね有効期間終了三か月前から受付が始まります。また、治療方針に変更がなければ、二回に一回は医師の診断書の省略ができますので、詳しくは申請した市町村にお問い合わせください。

障害年金に比べ金額のメリットは小さく、精神障害者保健福祉手帳のように多くのサービスがあるわけではない。その分申請が認められやすいので、通院しつつ重度でない患者は、まず申請してみてはいかがだろうか？

以下の平成二九年一一月に作成された厚生労働省の「自立支援医療受給者の世帯状況等に関するアンケート調査結果」を見ると受給者の外観が分かってくる。

https://www.mhlw.go.jp/file/05-Shingikai-12601000-Seisakutoukatsukan-Sanjikanshitsu_Shakaihoshoutantou/0000185303.pdf

・精神通院医療は、四〇〜四九歳が受給者が二七・一％と最も多く、四〇歳以上の受給者では六九・七％となっている。
・精神通院医療は、「無職」の受給者の割合が四九％と高い。
・精神通院医療は、「一人世帯」が二九・七％と最も高い。
・精神通院医療は、一か月当たりの受診日数が一日の受診者が最も割合が高く、五一・七％となっている。
・自立支援医療制度をどこで知ったか――精神通院医療、「医療機関からの紹介（院内の掲示物を含む）」が最も高い割合となっている（七八・一％）。

G病院では、社会復帰支援室の前に福祉情報便というチラシがおいてあり、第三号で自立支援医療が特集されていた。

障害年金

実は私は、二度目の入院から退院後（2章二度目の入院（六八頁））、月約十数万円の障害年金をもらっている。これは家計の中でも大きなボリュームを占めるありがたい制度だ。

・障害年金のサイト

https://www.nenkin.go.jp/service/pamphlet/kyufu.files/LK03-2.pdf

障害年金とは

障害年金は、病気やけがによって生活や仕事などが制限されるようになった場合に、現役世代の方も含めて受け取ることができる年金です。

障害年金には、「障害基礎年金」「障害厚生年金」があり、病気やけがで初めて医師または歯科医師（以下、「医師等」といいます）の診療を受けたときに「国民年金」に加入していた場合は「障害基礎年金」、厚生年金に加入していた場合は「厚生年金保険」が請求できます。

なお、障害厚生年金に該当する状態よりも軽い障害が残ったときは、障害手当金（一時金）を受け取ることができる制度があります。

また、障害年金を受け取るには、年金の納付状況などの条件が設けられています。

受給要件

障害年金は、それぞれ「1」～「3」の条件のすべてに該当する方が受給できます。

障害基礎年金

1．障害の原因となった病気やけがの初診日（「用語の説明」参照）が次のいずれかの間にあること。
・国民年金加入期間
・二〇歳前または日本国内に住んでいる六〇歳以上六五歳未満の方で年金制度に加入していない期間
＊老齢基礎年金を繰り上げて受給している方を除きます。

2．初診日の前日において、保険料の納付要件を満たしていること。二〇歳前の年金制度に加入していない期間に初診日がある場合は、納付要件は不要です。

3．障害の状態が、障害認定日（「用語の説明」参照）または二〇歳に達したときに、障害等級表（「障害等級表」障害年金のサイト参照）に定める1級または2級に該当していること。
＊障害認定日に障害の状態が軽くても、その後重くなったときは、障害基礎年金を受け取ることができる場合があります（「事後重症による請求」参照）。

障害厚生年金

1．厚生年金保険の被保険者である間に、障害の原因となった病気やけがの初診日があること。

2．初診日の前日において、保険料の納付要件を満たしていること。
3．障害の状態が、障害認定日に、障害等級表に定める1級から3級のいずれかに該当していること。
＊障害認定日に障害の状態が軽くても、その後重くなったときは、障害厚生年金を受け取ることができる場合があります（「事後重症による請求」参照）。

障害手当金（一時金）

1．厚生年金保険の被保険者である間に、障害の原因となった病気やけがの初診日があること。
＊国民年金、厚生年金または共済年金を受給している方を除きます。
2．初診日の前日において、保険料の納付要件を満たしていること。
3．障害の状態が、次の条件すべてに該当していること。
・初診日から五年以内に治っていること（症状が固定）
・治った日に障害厚生年金を受け取ることができる状態よりも軽いこと
・障害等級表に定める障害の状態であること

・用語の説明

初診日　障害の原因となった病気やけがについて、初めて医師等の診療を受けた日をいいます。

同一の病気やけがで転医があった場合は、一番初めに医師等の診療を受けた日が初診日となります。

障害認定日　障害の状態を定める日のことで、その障害の原因となった病気やけがについての初診日から一年六カ月をすぎた日、または一年六カ月以内にその病気やけがが治った場合（症状が固定した場合）はその日をいいます。

保険料の納付要件

初診日の前日において、初診日がある月の二カ月前までの被保険者期間で、国民年金の保険料納付済期間（厚生年金保険の被保険者期間、共済組合の組合員期間を含む）と保険料免除期間をあわせた期間が三分の二以上あること。

請求時期

障害認定日による請求

障害認定日に法令に定める障害の状態にあるときは、障害認定日の翌月分から年金を受け取ることができます。このことを「障害認定日による請求」といいます。

事後重症による請求

障害認定日に法令に定める障害の状態に該当しなかった方でも、その後病状が悪化し、法令に定める障害の状態になったときには請求日の翌月から障害年金を受け取ることができます。このことを「事後重症による請求」といいます。

障害年金・障害手当金の額

障害基礎年金・障害厚生年金の等級と年金額

障害の状態により、障害基礎年金は1級・2級、障害厚生年金は1級〜3級の年金を受け取ることができます。また、障害厚生年金の1級・2級に該当する場合は、障害基礎年金もあわせて受け取ることができます。なお、障害年金の1級は、2級の一・二五倍となります。

令和四年二月四日付国民年金・厚生年金保険支給額変更通知書によると、私の場合以下のようだ。

・障害基礎年金（2級）七八〇、九〇〇円（年額）
・障害厚生年金（2級）八六一、七九九円（年額）
・障害厚生年金（配偶者加給年額金）二二四、七〇〇円

障害年金に該当する状態

障害年金が支給される障害の状態に応じて、法令により、障害の程度が定められています。

・障害の程度1級

他人の介助を受けなければ日常生活のことがほとんどできないほどの障害の状態です。身のまわりのことはかろうじてできるものの、それ以上の活動はできない方(または行うことを制限されている方)、入院や在宅介護を必要とし、活動の範囲がベッドの周辺に限られるような方が、1級に相当します。

・障害の程度2級

必ずしも他人の助けを借りる必要はなくても、日常生活は極めて困難で、労働によって収入を得ることができないほどの障害です。例えば、家庭内で軽食をつくるなどの軽い活動はできても、それ以上重い活動はできない方(または行うことを制限されている方)、入院や在宅で、活動の範囲が病院内・家屋内に限られるような方が2級に相当します。

・障害の程度3級

労働が著しい制限を受ける、または、労働に著しい制限を加えることを必要とするような状態です。日常生活にはほとんど支障はないが、労働については制限がある方が3級に相当します。

二つ以上の障害の状態になったとき

Q　2級の障害基礎年金・障害厚生年金を受け取っていますが、別のけがで障害が残りました。

前後の障害をあわせて障害年金を受け取ることはできますか？
A　2級の障害年金を受け取っている方が六五歳になるまでに、さらに別の病気やけがで2級の障害年金を受け取れるようになった場合は、前後の障害をあわせて1級として認定し、一つの障害基礎年金・障害厚生年金を受け取れます。また、後の障害が3級以下に該当するときは、六五歳になるまでに二つの障害をあわせて障害の状態が重くなった場合、年金額を改定する請求ができます。
※請求書は、いずれも六五歳の誕生日の前々日までの間に提出する必要があります。

これは私にも当てはまるはずである。すなわち双極性障害と高次脳機能障害の二つの障害である。主治医も了承し、高次脳機能障害による障害年金請求の相談を始めた。ちなみに双極性障害による障害年金を請求したときは、妻が社会保険労務士（社会保険労務士法に基づいた国家資格者で、年金の相談も業務の一部とする）にすべて任せた（成功報酬二か月分）。高次脳機能障害については、初めて自分で障害年金を請求するので、分からないことばかりだ（妻の双極性障害による障害年金請求時にも、社会保険労務士から幾度も問い合わせがあったようだ）。

二〇二一年六月の年金事務所での最初の相談までに求められている事項は、傷病名・原因・症状の現れた時期・医療機関にかかった時期・現在の医療機関そして初診日の確定であった。そのうち、原因（一九九三～二〇〇〇年の練習・試合を含めすべて）、初診日（G病院での初診二〇一八年四月一九日）についても主治医とすり合わせをした。また症状（忘れっぽくなり、計画や準備が苦手）の現れた時期は、初めての休職後（二〇〇八年五月）だと認識している。

ちなみに平成二五年六月一八日に厚生労働省が画像所見が認められない高次脳機能障害に係る障害（補償）給付請求事案の報告をしている。受傷時に昏睡や意識障害が認められた割合を算出している。私も脳の画像所見は認められないが、二〇〇〇年八月二七日に試合で初のダウンを喫しており（二〇一六年五月一日にもキックボクシングの試合でダウンしている）、数十秒間の意識・記憶がない。これは昏睡に当てはまるのではないか？　また二〇一八年三月八日にHクリニックで意識障害の診断を受けている。

二〇二一年六月二四日にK年金事務所で相談したところ、以下を揃えれば請求できるとのことだった。障害認定日と現在の診断書、病歴、就労状況等申立書、障害給付請求事由確認書、戸籍謄本だ。ただ上記意識障害の診断日（二〇一八年三月八日）は、初診日（二〇一八年四月一九日）より前になるので、記載しない方がよいとの助言をいただいた。そして予想通り、パンチドランカーで請求する例は聞かないとのことだった。

結局診断書の病状の程度・症状には、二度目の入院中のＷＡＩＳ（ウェクスラー成人知能検査）の結果である全検査ＩＱ81（平均１００）を記載した。結果双極性障害と高次脳機能障害による障害年金2級という形で認定されたが、高次脳機能障害だけで一つの障害基礎年金・障害厚生年金を受け取るようには認定されなかった。

手続き

障害基礎年金・障害厚生年金・障害手当金（一時金）を受け取るためには、年金の請求手続きが必要です。障害の状態になった場合は、お近くの年金事務所などにご相談ください。

請求書類などの提出先

二〇歳前に初診日がある方、国民年金加入中に初診日がある方など、障害基礎年金
→お近くの年金事務所、街角の年金相談センター、お住まいの市（区）役所または町村役場
厚生年金加入中に初診日がある方など、障害厚生年金・障害手当金（一時金）
→お近くの年金事務所、街角の年金相談センター（初診日時点で共済組合等に加入していた方は、初診日時点で加入していた共済組合等）

手続きの流れ

初診日を確認のうえ、年金事務所や市（区）役所または町村役場に相談します。
・事前に保険料の納付要件や手続きに必要な書類（診断書など）を確認します。
↓
「年金請求書」を年金事務所や市（区）役所または町村役場に提出します。

・日本年金機構で、障害の状態の認定や障害年金の決定に関する事務が行われます。

↓

「年金証書」「年金決定通知書」「年金を受給される皆様へ（パンフレット）」が日本年金機構からご自宅に届きます。

・年金請求書の提出から、約三カ月程度で届きます。

＊主治医に障害の状態の再確認をお願いする必要がある場合等は、審査に時間を要します。

・パンフレットには、必要な届出などを記載しています。

年金証書といっしょに大切に保管し、必要なときに読みかえしてお役立てください。

・障害年金を受け取れない場合には、日本年金機構から不支給決定通知書が送付されます。

↓

年金証書がご自宅に届いてから約一～二カ月後に、年金の振り込みが始まります。

・年金請求時に指定された口座へ、偶数月に二カ月分振り込まれます。

特に請求書類が分かりにくい。私が高次脳機能障害による年金請求時に求められた書類は、ねんきんダイヤルに電話をかけて年金事務所に行き、「障害厚生年金の請求手続きのご案内」（https://www.nenkin.go.jp/service/pamphlet/kyufu.files/LK44.pdf）から選択された書類で、それらを収集して再度年金事務所に行き提出した。

二〇二一年秋に生計維持確認届（加給年金額等の対象者がいる方について引き続き加給年金額等を受けるには、生計維持関係を確認する必要があるため、「生計維持確認届」の提出が必要）が手元に届いた。ねんきんダイヤルで確認したところ、二〇二二年一月二三日の誕生日に等級などの見直しも行うようだ。

要求された診断書は二〇二二年の誕生日から三か月前までの診察が対象になるので、躁状態で入院が考慮された二〇二一年一〇月一三日（2章克服に向かって（七四頁））の診察日が対象範囲外になってしまったが、令和四年（二〇二二年）一月六日付国民年金・厚生年金保険年金証書によると、なんとか2級に留まることができた。しかし令和四年三月一五日付年金失権通知書によると、「他の障害とあわせて新たな障害年金を受給したため」、今まで受けていた双極性障害による障害年金を失権してしまった。障害認定日が遅くなり、その分支払った厚生年金保険料が多少増えたため、新たな障害年金（双極性障害と高次脳機能障害）の方が厚生年金額がわずかに増えるようだ。

精神障害者保健福祉手帳

障害者手帳の存在を知る人は多いと思う。障害者の自立と社会参加の促進を図ることを目的とし、受けられるサービスは多岐に渡る。

・精神障害者保健福祉手帳のサイト

https://www.mhlw.go.jp/kokoro/support/certificate.html

精神障害者保健福祉手帳は、一定程度の精神障害の状態にあることを認定するものです。精神障害者の自立と社会参加の促進を図るため、手帳を持っている方々には、様々な支援策が講じられています。また、各方面のご協力により、手帳所持者への支援がますます広がっていくことを願っています。

対象となる方

何らかの精神障害（てんかん、発達障害などを含みます）により、長期にわたり日常生活又は社会生活への制約がある方を対象としています。

また、手帳を受けるためには、その精神障害による初診日から六か月以上経過していることが必要になります。

精神障害者保健福祉手帳の等級は、1級から3級まであります。

1級　精神障害であって、日常生活の用を弁ずることを不能ならしめる程度のもの

2級　精神障害であって、日常生活が著しい制限を受けるか、又は日常生活に著しい制限を加えることを必要とする程度のもの

3級　精神障害であって、日常生活もしくは社会生活が制限を受けるか、又は日常生活若しくは社会生活に制限を加えることを必要とする程度のもの

受けられるサービス

　精神障害者保健福祉手帳を持っていると、次のようなサービスが受けられます。

全国一律に行われているサービス

・公共料金等の割引

＊ＮＨＫ受信料の減免

・税金の控除・減免

＊所得税、住民税の控除

＊相続税の控除

＊自動車税・自動車取得税の軽減（手帳１級の方）

・その他

＊生活福祉資金の貸付

＊手帳所持者を事業者が雇用した際の、障害者雇用率へのカウント

＊障害者職場適応訓練の実施

※自立支援医療（精神通院医療）による医療費助成や、障害者総合支援法による障害福祉サービスは、精神障害者であれば手帳の有無にかかわらず受けられます。

地域・事業者によって行われていることがあるサービス

・公共料金等の割引

＊鉄道、バス、タクシー等の運賃割引

＊携帯電話料金の割引

＊上下水道料金の割引

＊心身障害者医療費助成

＊公共施設の入場料等の割引

・手当の支給など

＊福祉手当

＊通所交通費の助成

＊軽自動車税の減免

・その他

公営住宅の優先入居

ＮＨＫ受信料の減免・携帯電話料金の割引のサービスは、企業が精神障害者の自立と社会参画の促進を図る好事例だと思われる。一方、私の住む横浜市の２級で受けられるサービスは以下のようである。

https://www.city.yokohama.lg.jp/kurashi/fukushi-kaigo/fukushi/teido/seishin/seisin-2.html

申請の方法

＊申請は、市町村の担当窓口で行ってください。

＊申請に必要なものは次の通りです。

1. 申請書

2. 診断書又は、精神障害による障害年金を受給している場合は、その証書等の写し

※診断書は、精神障害の初診日から六か月以上経ってから、精神保健指定医（又は精神障害の診断又は治療に従事する医師）が記載したもの（てんかん、発達障害、高次脳機能障害等について、精神科以外の科で診療を受けている場合は、それぞれの専門の医師が記載したもの）。

3. 本人の写真

※マイナンバーにより年金受給が確認できる場合には、2の書類の添付が不要となることがあります。

＊申請は、家族や医療機関関係者等が代理で行うこともできます。

＊申請すると、各都道府県・政令指定都市の精神保健福祉センターにおいて審査が行われ、認められると手帳が交付されます。

手帳の有効期間

手帳の有効期限は交付日から二年が経過する日の属する月の末日となっています。二年ごとに、診断書または年金証書等の写しを添えて、更新の手続きを行い、障害等級に定める精神障害の状態にあることについて、都道府県知事の認定を受けなければなりません。

ちなみに他の障害者手帳（身体障害者手帳・療育手帳）は更新の必要がない。

その他

精神障害者保健福祉手帳をもつことで、不利益が生ずることはありません。また、障害が軽減すれば、手帳を返すことや、更新を行わないこともできます。手帳をもつことで、各種の割引やサービスを受けることができますので、ぜひためらうことなく申請をしていただきたいと考えています。

N県C市では、精神障害者保健福祉手帳2級以上の障害者を対象に、福祉医療費給付金という名目で、医科（精神科だけでなく内科や外科など）・歯科・調剤などの負担として、月総額五〇〇〇円を超える金額が支給される。またK県E市では、タクシー券年間二万四千円（四〇〇円×六〇枚）が支給される（タクシー運賃の割引と併用可、以前は三万円だった）。他にも精神障害者保健福祉手帳を取得すると、以下が割引される。映画（一、〇〇〇円）、Jリーグ（チームにより割引）、ユニバーサル・スタジオ・ジャパン（USJ）、ディズニーリゾート（入場料減額）、ホテル（休暇村一名一泊一、五〇〇円割引）、カラオケ（ジャンボカラオケ広場・ラウンドワン・ビッグエコー）、ボウリング（他卓球・テニス・プール・バドミントン等）。またハローワーク（公共職業安定所：個々の障害の状況や適性・希望職種等に応じ、職業紹介・職場適応のための助言を行っている。障害者に限定した求人のほか、一般の求人に応募することも可能）を通じて障害者枠での雇用を目指す選択肢が得られるというメリットもある。

私は、「平成三〇年度障害者雇用実態調査結果」（厚生労働省）により、そのメリットには疑問も感じている。

「平成三〇年五月の平均賃金をみると、身体障害者の1ヵ月の平均賃金は、二一万五千円、となっている。精神障害者は、一二万五千円となっている」

この賃金は絶対額としても少ないし、身体障害者と比べても、半分近くしかない。（https://www.mhlw.go.jp/stf/newpage_05390.html）

一方これだけ多くのサービスがあるので、取得するか否か検討する価値はあるかもしれない。

前述のように、精神障害者保健福祉手帳申請のための診断書は、障害年金の証書等の写しで代替できる（また横浜市では精神障害者福祉保健手帳を取得していると自立支援医療を受けられる→自立支援医療の毎年の更新手続きをやめられる）。

福祉制度には、その他にも雇用保険や傷病手当金もある。雇用保険では、就職困難者（身体障害者、知的障害者、精神障害者、保護観察中の者、社会的事情により就職が著しく阻害されている者等）は失業手当給付日数が一般の失業者より多い。また休職の際の傷病手当金が一年六か月認められている（雇用保険は失業者に、傷病手当金は休業者に限定されている）。自立支援医療・障害年金・精神障害者福祉保健手帳について、その知識を持って、金銭面その他メリットや申請方法も知った上で、利用したいと思ったらどんどん利用していただけると、紹介した私も喜ばしいことこの上ない。

あとがき

最後に、本書の完成にたずさわったすべての人に感謝を申し上げたい。約一年の勉強期間までいただいた日本評論社の佐藤大器さん。企画書をブラッシュアップしてくれて日本評論社を紹介してくれ、原稿のチェックまでしていただいた榎木英介さん。監修という立場ながら、まだ原稿になっていない、ほぼ最初の段階から数え切れないほどのアドバイスをくれた堀有伸さん。精神保健福祉士、公認心理師の資格を持ち、コロナ禍でも直接会ってアドバイスをくれた松岡恵子さん。お忙しい中、原稿を読んでいただき、コメントをいただいたFINDERS創刊元編集長米田智彦さん、文章についてのアドバイスをいただいた格闘技サイトBout Reviewのライター井原芳徳さん(https://boutreview.com)、切れ味の鋭い意見をいただいた大学・大学院時代のクラスメート村上篤直さん、正木浩之さん。これはというネタをいくつかいただいた双極性障害当事者の花野義之さん。福祉制度について多くの具体例を教えていただいた下野広樹さん、同じく福祉制度について深い知見を与えていただいた原田弘樹さん、クラブハウスの双極性障害クラブの滝薫さん、Gakuさ